歯科医院経営
実践マニュアル

イラストで見る
スタッフのワーキングマニュアル

康本 征史
山岸 弘子
編著

クインテッセンス出版株式会社　2007

Tokyo, Berlin,Chicago, London, Paris, Barcelona, Istanbul, Milano, São Paulo, Moscow, Prague, Warsaw, New Delhi, Beijing and Bukarest

まえがき

医療は昔「手当て」つまり患者さんの患部に手を当て、その回復を祈ることから始まりました。「祈り」が唯一の治療薬だったのです。そこから何千年をかけて医療は大きな進歩を遂げ、コンピュータ機器の発達した近年は、これまで見えなかったものが見える、聞こえなかったものが聞こえるようになりました。

以前は医師1人で何でも行っていた医療が、現代では医師1人だけで行うものではなく、他の医療スタッフとともに、一緒にチームとなって行われています。したがって、チーム一人ひとりがお互いの役割を理解し、患者さんを中心にして協力して業務を行っていく必要があります。

歯科医院といえども、一般企業と同じように、そこには上司（歯科医師や先輩スタッフ）や同僚がおり、いずれは後輩も入ってきます。学生時代と異なり、社会人は友達の集まりではなく、一つの目標に向かって努力する集団です。そして、医療機関は、とりわけ失敗の許されない業務が多い、とても大変な職場といえます。しかし、そのような厳しい職場においても、皆さんの努力によって回復した患者さんからの心暖かい言葉に、きっとやりがいを感じることでしょう。それこそ、まさに医療従事者のエネルギーなのです。

この本は、医療現場に新しく入ったあなたの良き相談相手となるようにと編集されております。社会人として求められるマナーやコトバづかい、ビジネスにおける常識や手続などが書かれています。

歯科医院に初めて勤めてみると、器具や材料の多さにびっくりしたり、患者さんの導入から器材の消毒滅菌まで、ありとあらゆる仕事が緊張感の中で行われていることに不安を覚えることもあるかと思います。あるいは、「痛い！」「噛めない！」「食べられるようにしてほしい！」など、いろいろなお困り事を抱えた患者さんに、どう対応してよいのか戸惑うこともあるでしょう。

そんな時は、この本を手にとってください。必ず役に立つヒントが、アドバイスが書かれています。目次を見て、気になるところから読んでもかまいません。どこからでも読むことができるように、テーマ別に一つずつ書かれています。

１日の業務の始まりに、あるいは、１日の終わりに読んでみてはいかがですか？　きっと、あなたを助けてくれると思います。医療人として働くあなたは、患者さんにとってみれば、かけがえのない人です。ぜひ、頑張ってください。

２００７年２月

康本歯科クリニック　院長
康本　征史

もくじ

第5章　スタッフの仕事と役割　89

第6章　医療人生を豊かにする自己啓発のすすめ　111

イラスト：伊藤　典

第1章

歯科スタッフに期待される役割

康本　征史

1 学生から社会人へ～生活態度をスイッチする～

①職場はチームで動いている

学生時代は、何事も自分のペースでできましたが、社会人となるとそういうわけにはいきません。医院という職場は、歯科医師を中心にいろいろな職種の人びとが集まってチーム医療を行っているところ。職場のルール、ペースに合わせ仕事をすることが大切です。

②「授業を受ける」から「自分で動く」

学校の授業では、先生から講義を受けていたと思います。職場では、授業を受けるのではなく、自分からすすんで動くことが求められます。受身の姿勢では取り残されます。

③身だしなみは他人の目で

学生時代は髪型や服装も自由でしたが、社会人となると、他人から信頼できる人に見えなければなりません。医療機関では、一般企業よりも厳しい目で見られます。

④社会人の基本は時間厳守！

学生時代、朝寝坊で遅刻しても怒られるだけだったかもしれませんが、社会人となれば、解雇理由にもなる重大なことです。約束した時間を守りましょう。

学校と職場　ここが違う

学　　校	職　　場
・学ぶところ	・仕事をするところ
・どちらかといえば受動的	・より能動的な活動が求められる
・授業料を払う	・給料がもらえる
・人間関係が比較的単純	・人間関係が複雑
・遊び感覚で過ごせる	・たえずスキルアップが求められる
・嫌な人とは付き合わない	・嫌な人とでも一緒に仕事をする
・遅刻・欠席しても影響が少ない	・遅刻・欠勤すると影響が大きい
・自由な時間がつくれる	・自由な時間はなかなかつくれない
・１人でできる	・チームプレイが求められる
・休みは多い	・休みが少ない

2 医療従事者としての意識を高める

①医療人に求められるもの

患者さんは、困り事を持って来院します。その気持ちを、まずは受け止めることが必要です。日が差す南斜面のようなあたたかな笑顔・態度が必要です。医療という職業は、患者さんの心と体を癒す場を提供する仕事です。

②何よりも大事な笑顔

あなたの笑顔は、患者さんにとって何よりの治療となります。不安でいっぱいの患者さんに、まずとびっきりの笑顔で挨拶をして、迎え入れてあげてください。患者さんの不安をやわらげてください。

③いつも患者さんに寄り添う気持ちで

歯科医院では、患者さんがユニット上に座って待っている時間があります。たとえば、麻酔の効果を待っているときなどです。そのとき、患者さんの不安はピークにあります。あなたが側に立っているだけで、患者さんは安心できるのです。自分の家族だったら、どんな声をかけてあげますか？

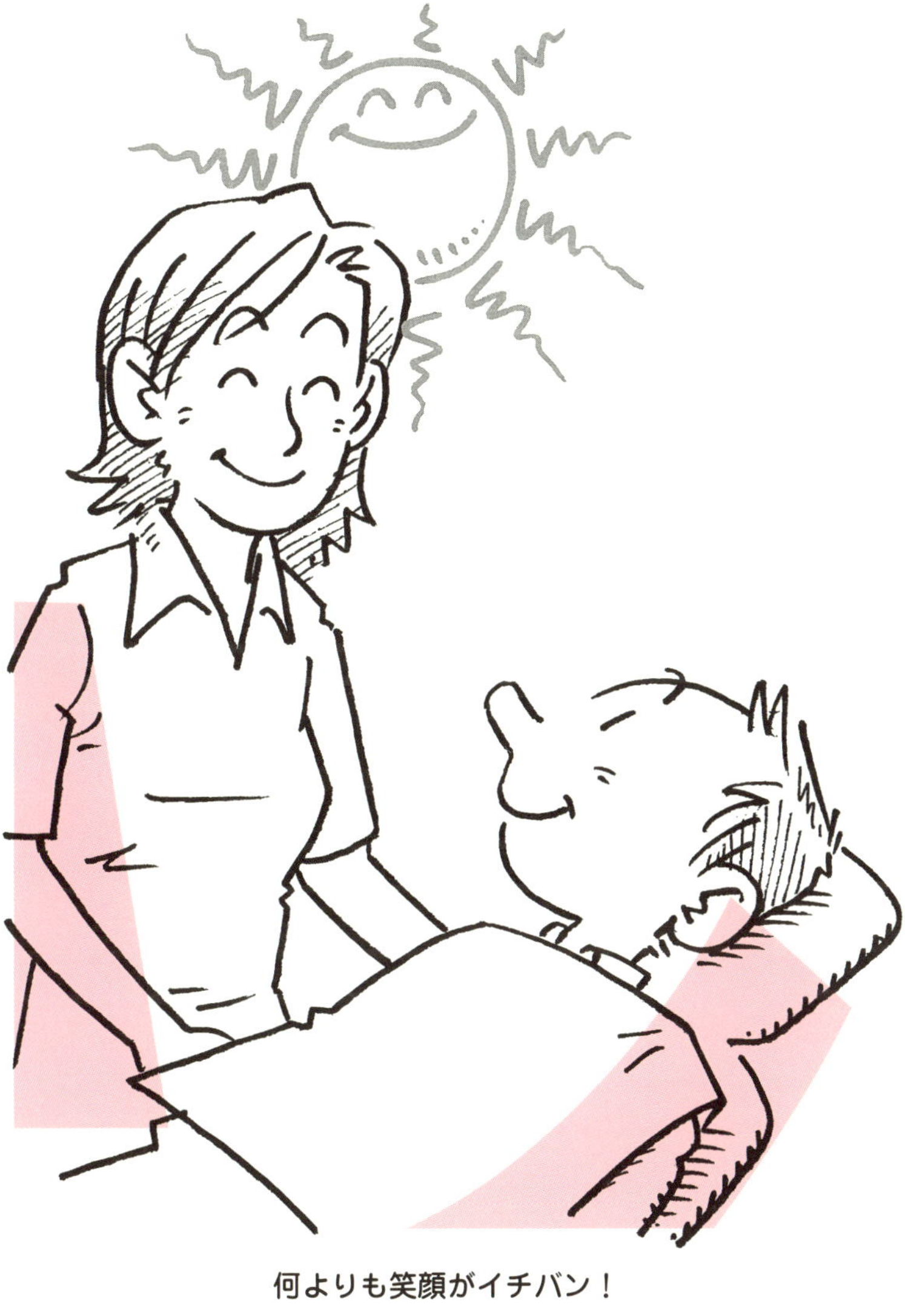

何よりも笑顔がイチバン！

3 組織人としての心構えを知る

①法律を遵守する

医療機関には医療法、歯科医師には歯科医師法、歯科衛生士には歯科衛生士法がありま す。それぞれの法律の定めるところを必ず守らなければなりません。あなたの職種では何ができるのか、何をしてはいけないのか、しっかり理解しましょう。

②医療はチームで行う

歯科医院には、歯科医師、歯科衛生士、歯科技工士、歯科助手、受付など多くの方々が働いています。一人ひとりの患者さんの治療がスムーズに進行するためには、それぞれの役割を意識して働く必要があります。すべては患者さんの健康のために！　それがあなたの使命です。

③組織にはルールがある

組織（チーム医療）を運営していくためには、ルールが必要となります。たとえば、診療時間や休診日、スタッフが守るべき就業規則、治療における手順なども決まっています。自分の判断で事をすすめてはいけません。

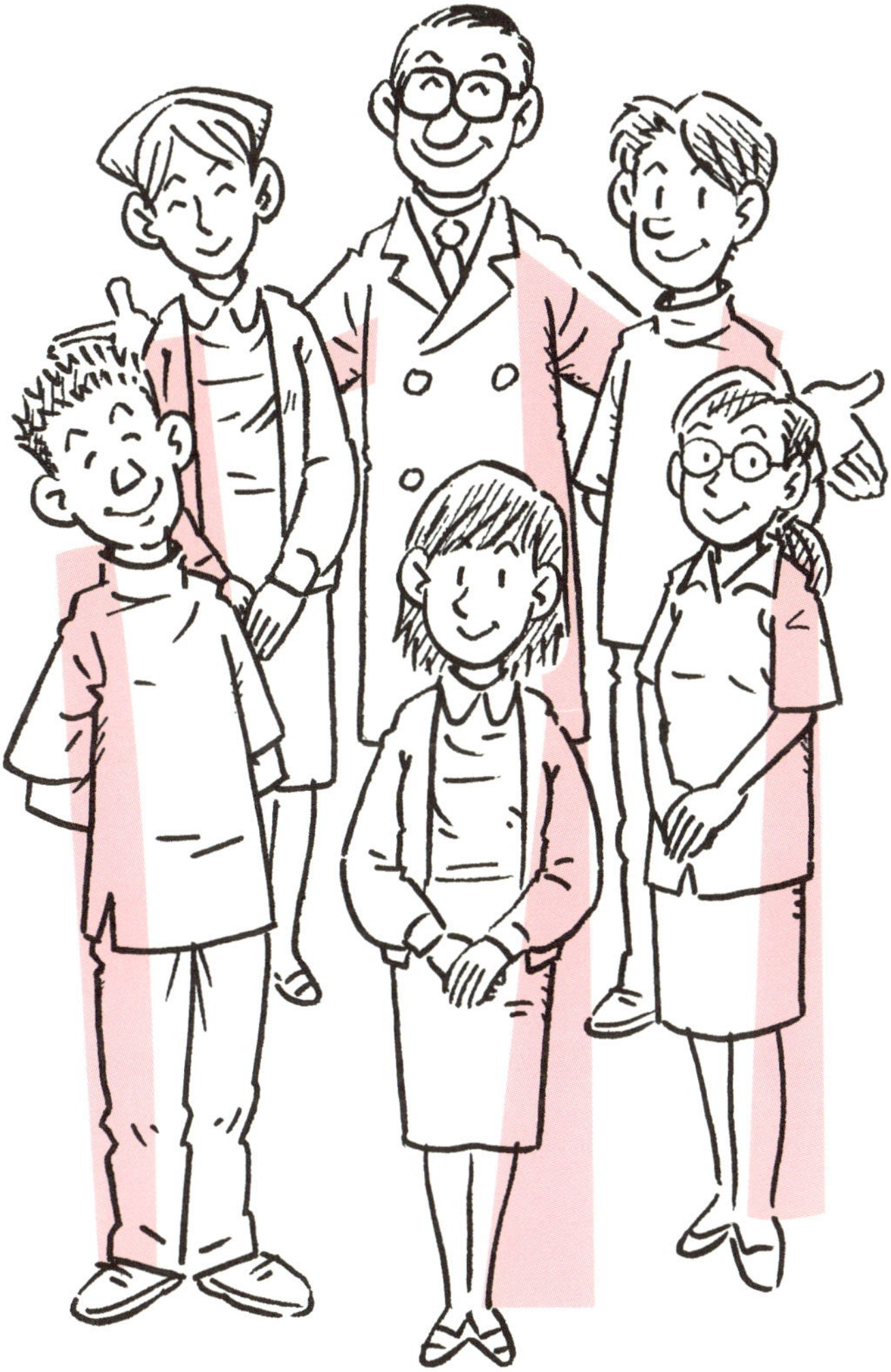

チームワークとルールの厳守を！

4

10分前出勤を心がける

①就業時間は出勤時間ではない

たとえば、就業時間が9時であれば、9時には制服に着替えて、いつでも仕事が始められるようにすること。朝一番で、急患が来院することも多いからです。昨夜、痛みで眠れなかった患者さんのためにも、すぐに準備に取りかかれるようにしましょう。

②朝の余裕が1日の余裕につながる

学生時代と違って安易に寝坊遅刻はできません。あなたには、患者さんが待っているからです。不安を抱えて来院してくる患者さんを、元気よく迎えるためには、朝、余裕をもって起床し、出勤することが大切です。医療人としての身だしなみを整え、緊張感をもってスタートすることによって、1日が気持ちよく過ごせます。

③10分前出勤を心がける

天気や交通状況は毎日異なります。途中で、いつ何が起こるかを予想することはできません。バスや電車を1本早い便に乗ることで、少々の遅れがあっても、出勤時間前に到着することができます。「備えあれば憂いなし」をいつも心がけることです。

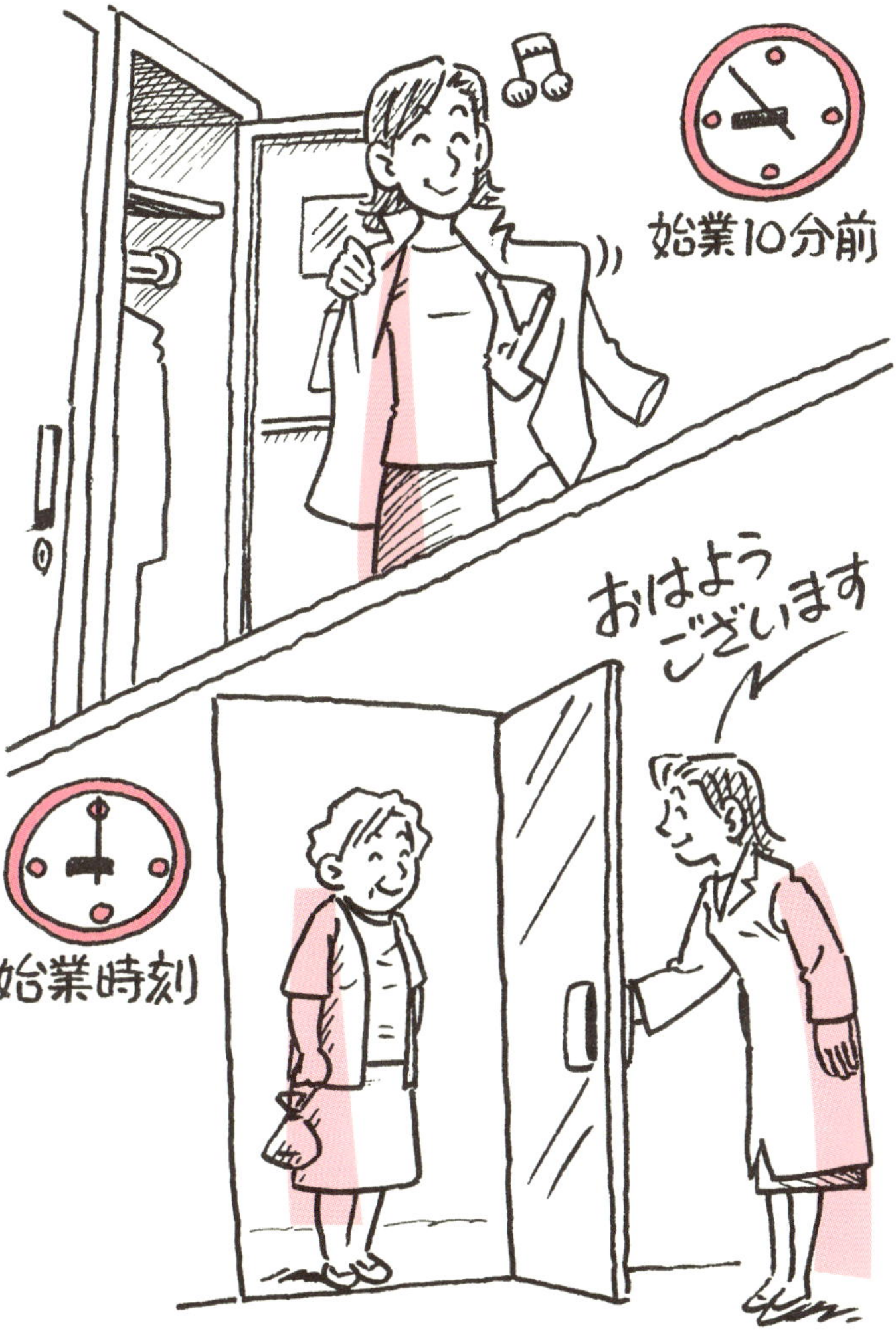

医院には 10 分前に出勤しよう！
ギリギリの出勤では、チームにも迷惑をかける

5 元気な「おはようございます！」が仕事のスタート

①挨拶は大きな声で！

出勤して最初にすること、それが「おはようございます！」の挨拶です。そのとき、大きな声を出すことができれば、自分も元気になれますし、それを聞いたスタッフも大きな声で挨拶を返してくれることでしょう。一番に出勤したときでも、医院に向かって「おはよう！」といえるといいですね。

②挨拶をするときは顔を上げる

下を向いて挨拶をしてみてください。声が届くのはどこでしょうか？　床に挨拶しても何も返ってはきません。挨拶は、声だけでするものではありません。顔の表情も、声のトーンも、挨拶の大事な要素です。挨拶は相手に届けてこそ、本来の「挨拶」となるのです。相手の顔が見えるように、挨拶をしましょう。

③「おはようございます！」の言葉に気持ちをこめる

言葉には霊が宿るといわれています。あなたは「おはよう」の挨拶に、自分の気持ちをのせることができるのです。そして、それは必ず相手に届き気持ちが伝わります。

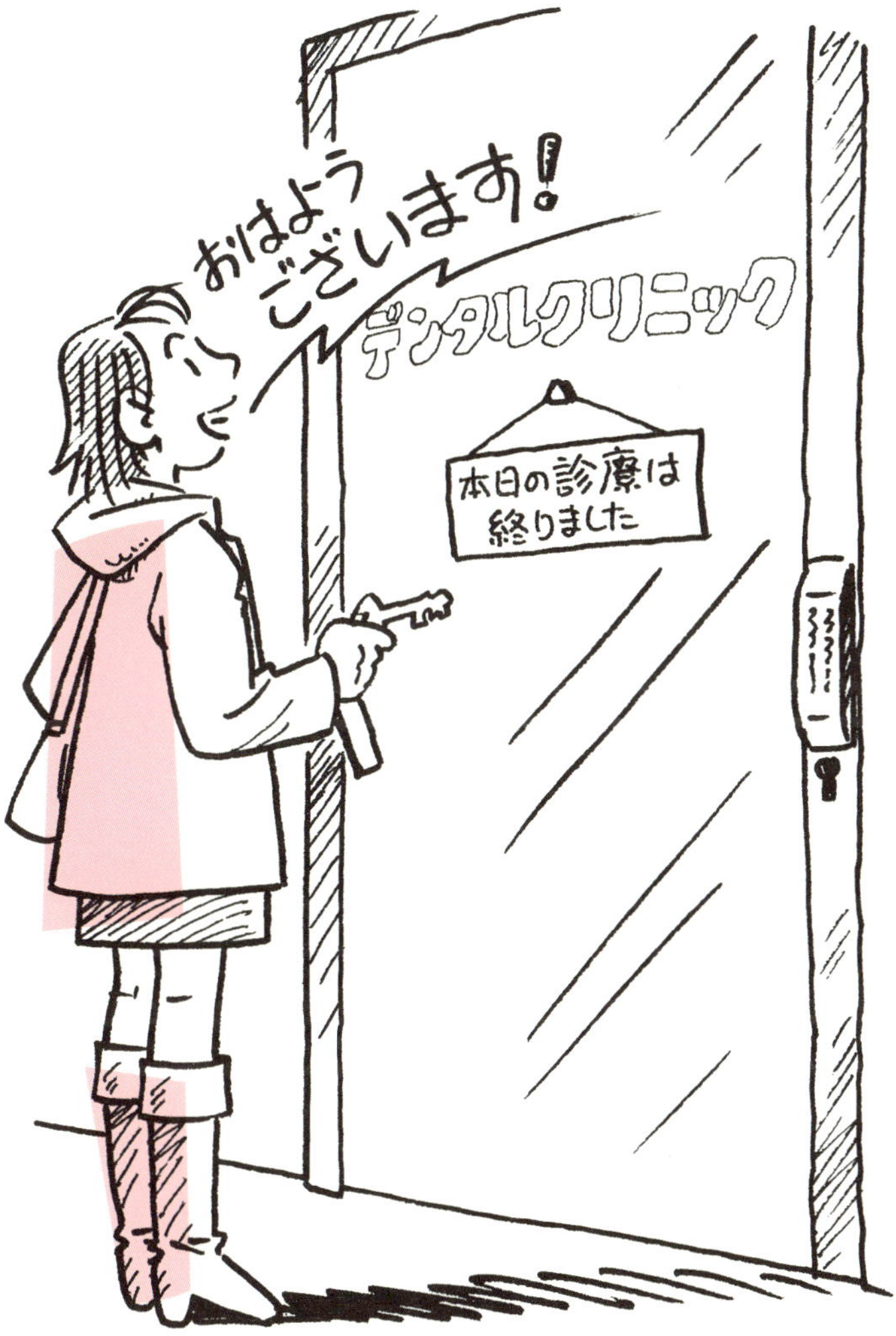

元気な「おはようございます！」こそ、１日のエネルギー

6 身だしなみのマナーを守る

①いつも見られている

社会人となれば、仕事上でお会いする人の数が飛躍的に増えます。友達同士だけで過ごしてきた学生時代とは異なり、初めてお会いする方のほうが圧倒的に多くなります。その際、どのような身だしなみをしているかはとても大切なことです。

②自分の鏡と他人の鏡を持つ

学生時代のように、自分の趣味を主張してよいわけではありません。それぞれの職場がもつ雰囲気・文化に合わせなければなりません。とくに医療機関においては、まずは清潔第一です。自分の鏡で見て清潔というだけではなく、他人の鏡から見ても清潔と思っていただけるようにしましょう。

③おしゃれと身だしなみ

髪型や化粧には流行があり、あなたもおしゃれにはとても気をつけていると思います。しかし、歯科医院では流行の髪型や化粧の仕方が受け入れられないこともたくさんあります。また、清潔面では爪の長さや色も注意が必要です。

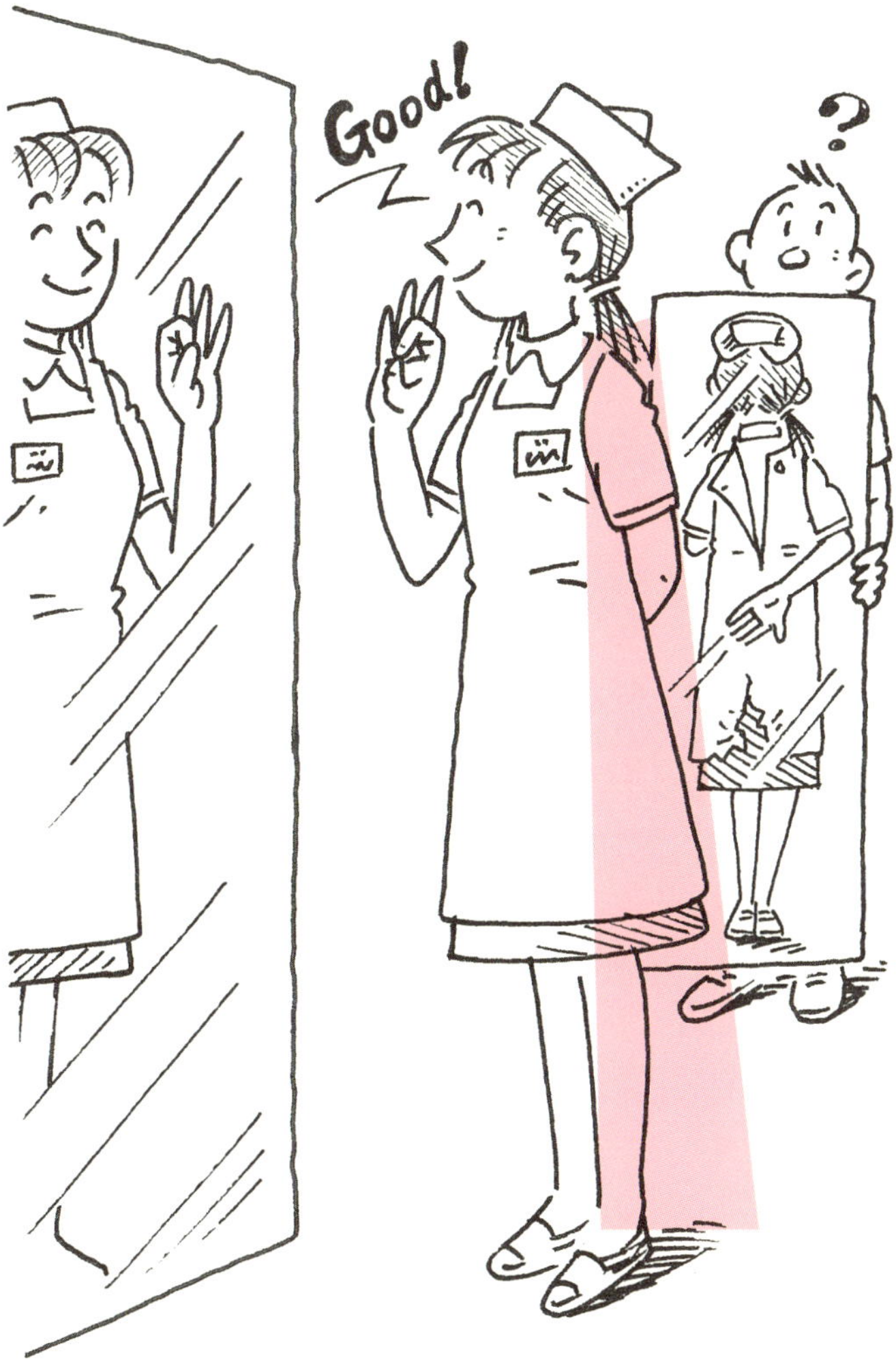

自分ではいいと思っても、他人はどう見ているか？
自分の鏡と他人の鏡を！

7 医院の情報を漏らさない

①すべてが個人情報

医療機関で得る患者さんの情報はすべて個人情報となります。極端にいえば、歯科医院に通院していること、そのものも個人情報といえます。したがって、カルテはもちろん、保険証などの取り扱いには十分注意が必要です。

②カルテは、持ち出さない

診療録であるカルテは、けっして院外に持ち出してはいけません。決まった場所に常に戻すように心がけてください。一般に、カルテは、原本のみでコピーはありません。万が一紛失でもしたら、患者さんの大切な情報がなくなることになるのです。忙しいからといって、カルテを人の目に触れるところに放置しないように注意しましょう。

③患者さんとの会話も個人情報

院内での患者さんとのコミュニケーションで知り得た情報も、個人情報となります。院内での出来事を、家族や友人に安易に話してはいけません。どこで誰が聞いているかわからないのですから、要注意です。

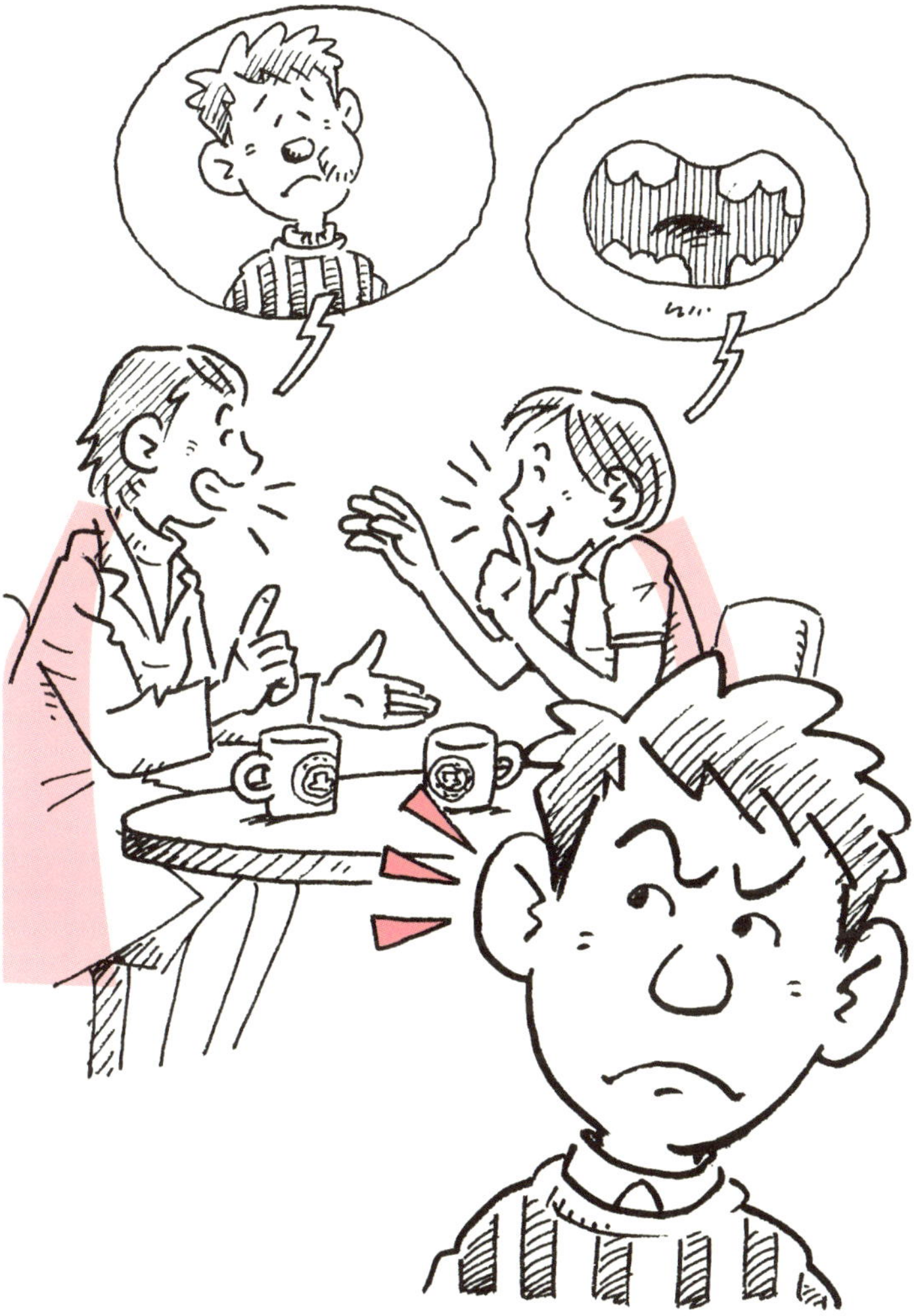

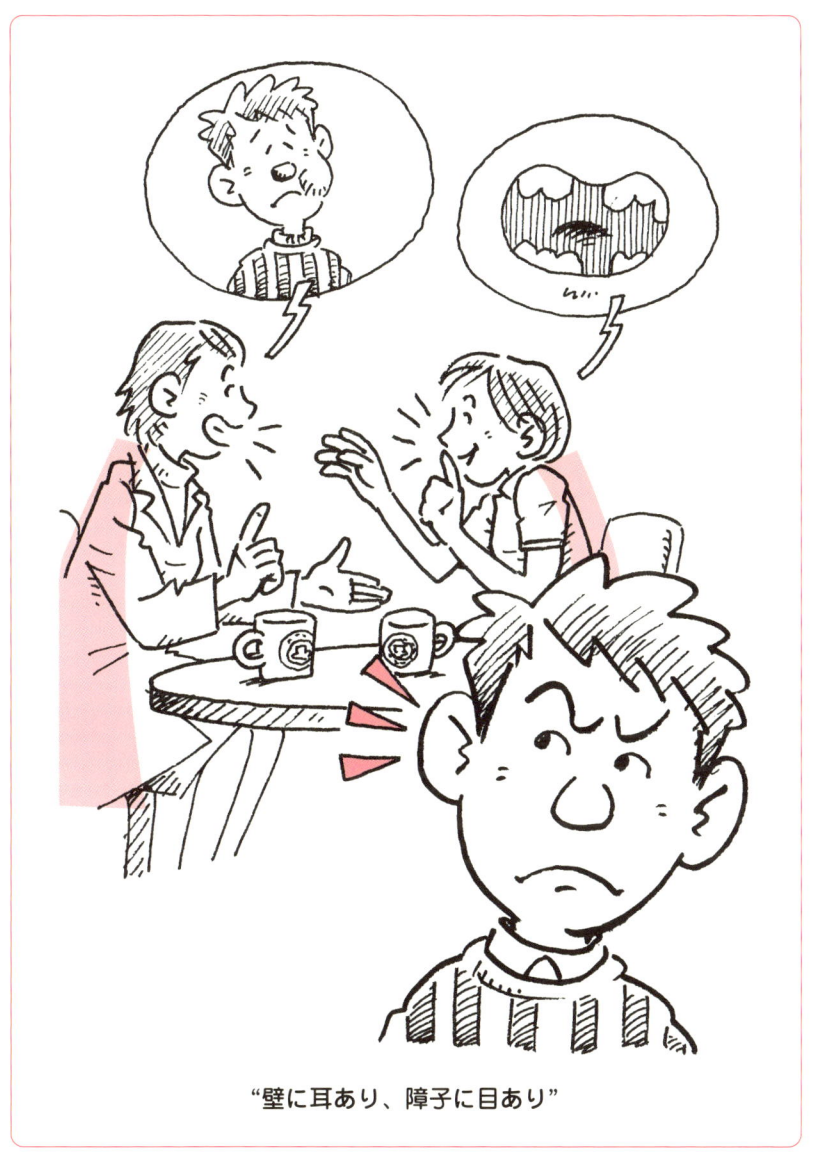

“壁に耳あり、障子に目あり”

8 職場生活　こんなときどうする

①遅刻の場合　どうしても遅刻せざるを得ないときには、すみやかに医院へ連絡します。その際、理由だけでなく、何時頃到着できるのかについても報告してください。

②病欠の場合　具合が悪く休む場合には、すみやかに医院へ連絡する必要があります。また病状だけでなく、その後の結果などについても報告するとよいでしょう。スタッフも含めみんな心配していると思います。

③私用の電話　本来、仕事中に私用の電話は厳禁です。しかし、緊急の場合などは、上司におうかがいを立てた上で、なるべく時間をかけないようにしなければなりません。緊急でない場合には、お昼休みなどを利用することです。

④有休の場合　有給休暇を申請する場合には、あらかじめ上司に相談し、医院や患者さんに迷惑がかからないような配慮が必要です。あなたの仕事はあなたが休んでもなくなるわけではなく、他のスタッフが交代して行うからです。

⑤アルバイト　学生時代のようにアルバイトの掛け持ちのようなことは、社会人はできません。守秘義務など多くの規則があるので、きちんと遵守しましょう。

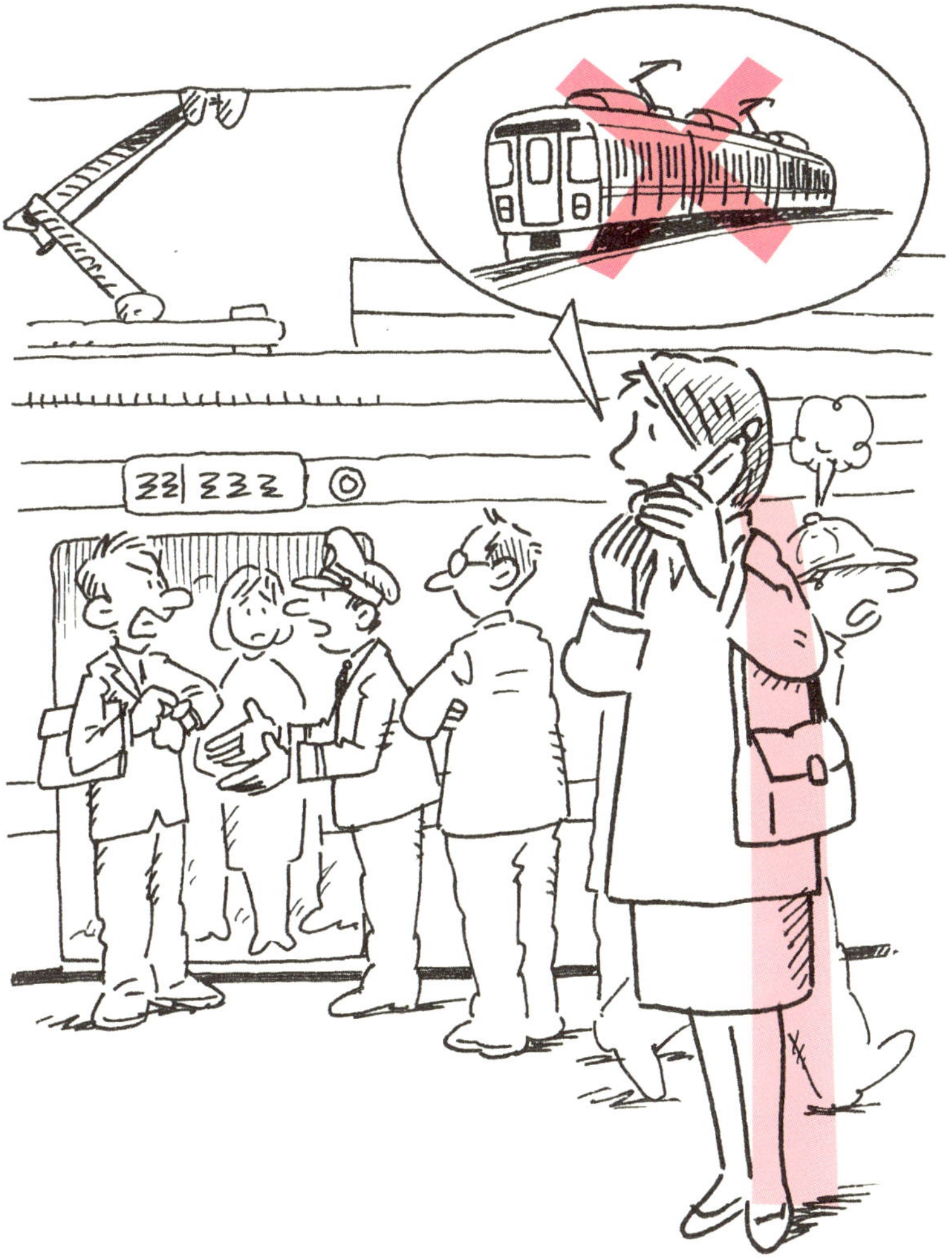

まず、医院に連絡を！

MEMO

第2章

指示・命令・報告・連絡のポイント

康本　征史

9 指示・命令の受け方

①医療ミス、ヒヤリハット防止

あなたも人間です。ミスをすることもあります。しかし、医療においては、そのミスが患者さんに重大な影響を及ぼすことも考えられるのです。医療現場では「ヒヤリ」としたり、「ハッ」とすることが生じがちです。医療ミスが起こらないようにするために、院長・ドクター・先輩からの指示・命令があるのです。

②手順を覚える

治療を行う上で、その多くは手順がきちんと決まっています。あなたが勤める医院にも有形無形のマニュアルがあると思います。まずは、先輩に手ほどきを受けながら、手順を理解し、覚え、自分1人で動けるようになることです。

③自分勝手に変えない

あなたが「もっとこうしたらよくなる」と思うことはとてもよいことです。しかし、だからといって自分勝手に変えてはいけません。スタッフや先生と相談してチーム全体の意見を聞いてからにしましょう。

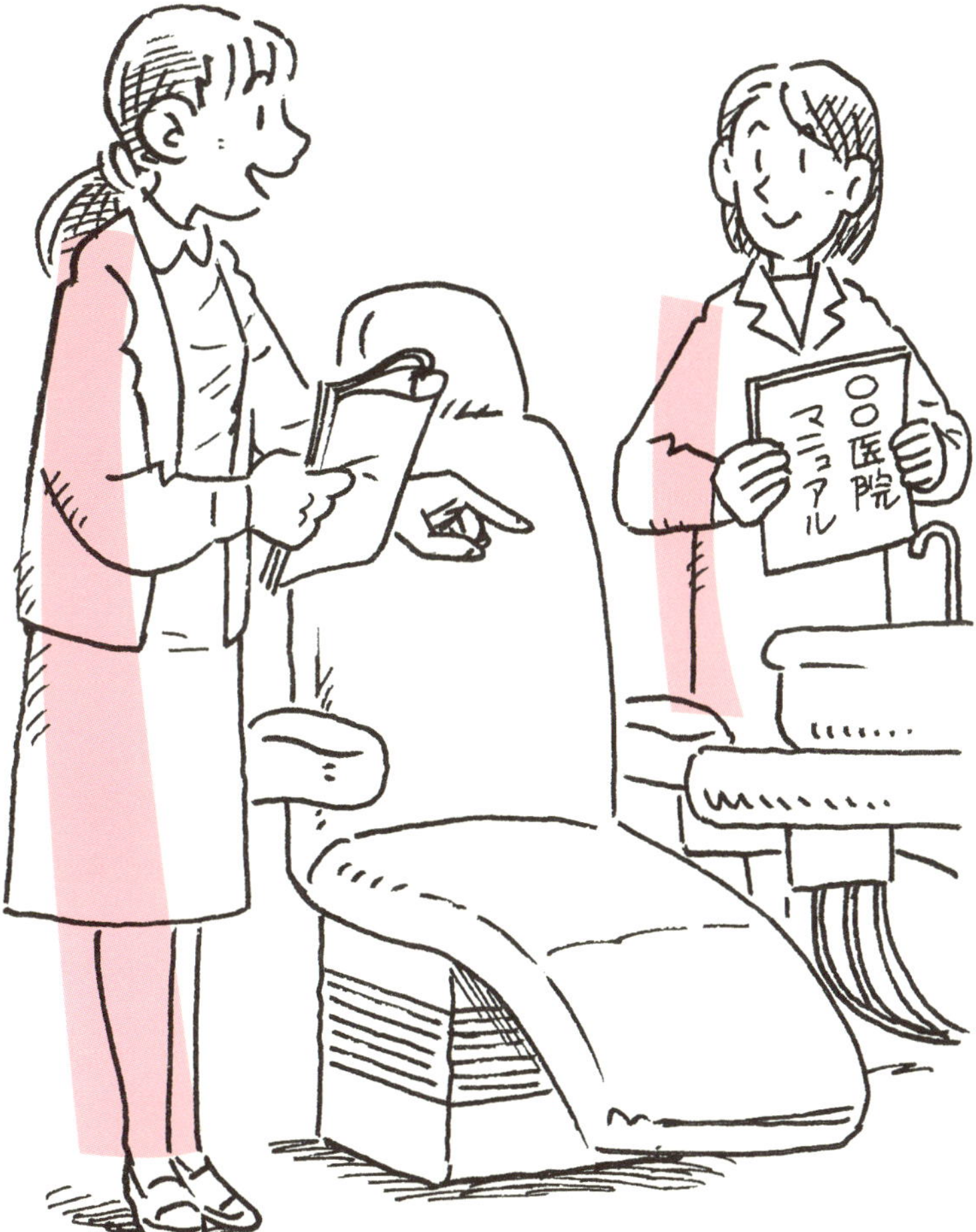

先輩の指導やマニュアルで治療の手順をしっかり覚える！

10

指示・命令は必ず守り、実行する

①役割分担としての責任

あなたが受け持った仕事は、きちんと責任をもって遂行しなければなりません。それはチームで医療を行っているからです。歯科医師は歯科医師の仕事、受付は受付の仕事があり、簡単に交換できないものです。

②誰のための指示・命令なのか

指示・命令は、すべて患者さんのために行われるものです。治療がスムーズに行えるためには、準備から導入、そして退出から片付けまで、それぞれが仕事に対してきちんと責任をもつことが重要です。手を抜くと、その分だけ時間がかかるなど、患者さんにご迷惑がかかってしまいます。

③聞くだけではダメ！

指示・命令は、聞くだけでは意味がありません。実行されなければいけないのです。内容によっては、期限のないものもあるかと思いますが、いつまでにどのようなことをしなければいけないのかが決まっているので、実行してください。

指示・命令を受けるときは５W１Hで……

Who ……… だれが、だれに

What ……… なにを

Why ……… なぜ、その目的は

Where ……… どこで

When ……… いつ、いつまで

How ……… どんな方法で（or いくらで）

＊疑問点はその場で確認を！

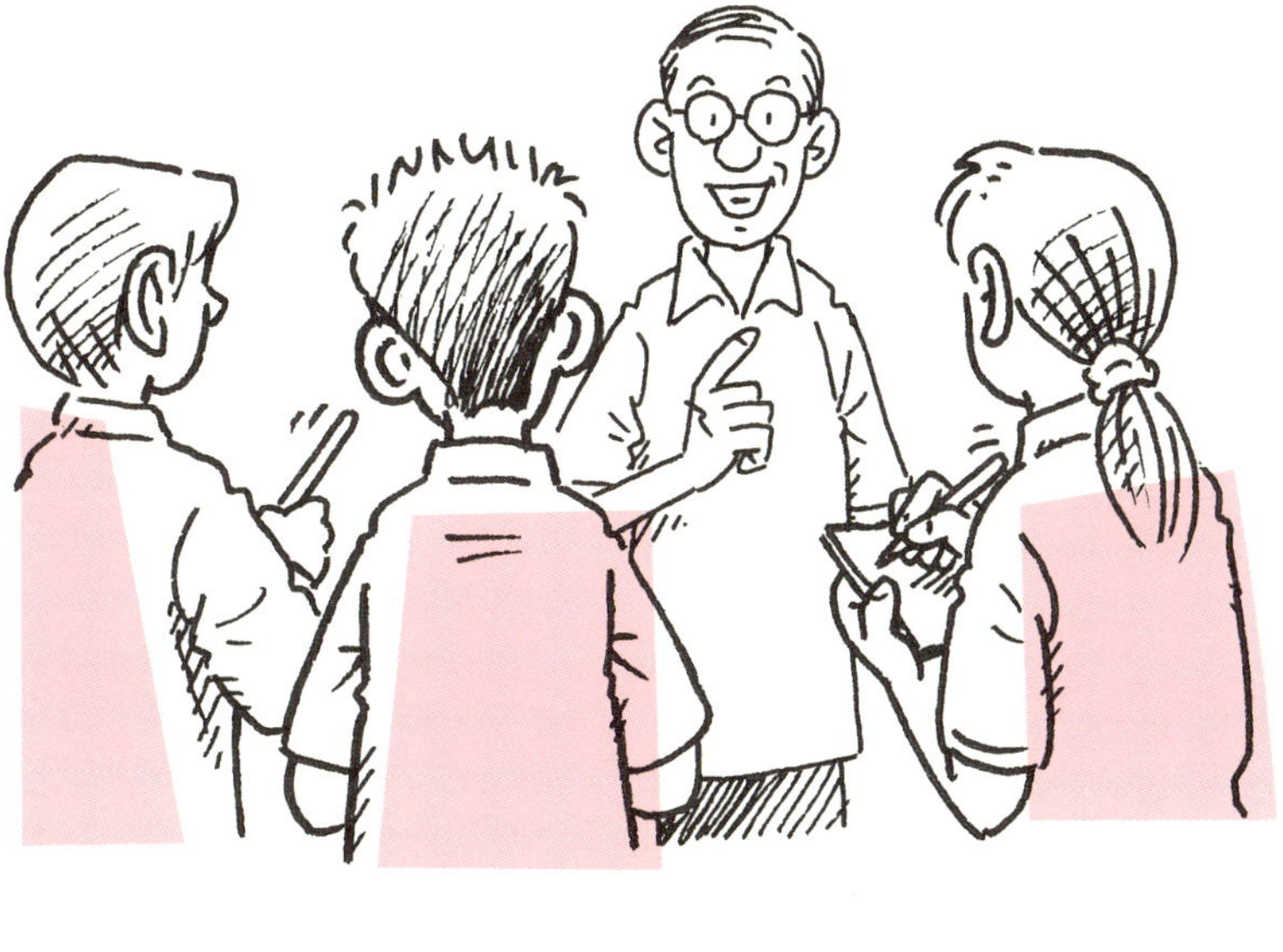

11 報告は誰にいつするのか

①報告は誰にするか

指示・命令を受けた人は、必ず指示者に対して報告を行わなければなりません。また時によっては、監督者に行う場合もあります。たとえば、歯科医師からの指示であっても、主任スタッフに報告することもよくあります。

②いつ報告するのか

通常は、指示内容が完了した後に報告しますが、中長期にわたる場合には、中間報告を行うなど、臨機応変に対応することが必要となります。報告を行うにあたっては、もともとの指示内容がわかるようにしなければなりません。きちんと報告が終わってはじめて、その仕事が完了するのです。

③報告の仕方

報告内容は、指示の内容、状況説明、経過および結果です。文書による報告、口頭による報告など、報告の仕方はいろいろですが、どちらであっても、要点をまとめ簡潔に行うことです。

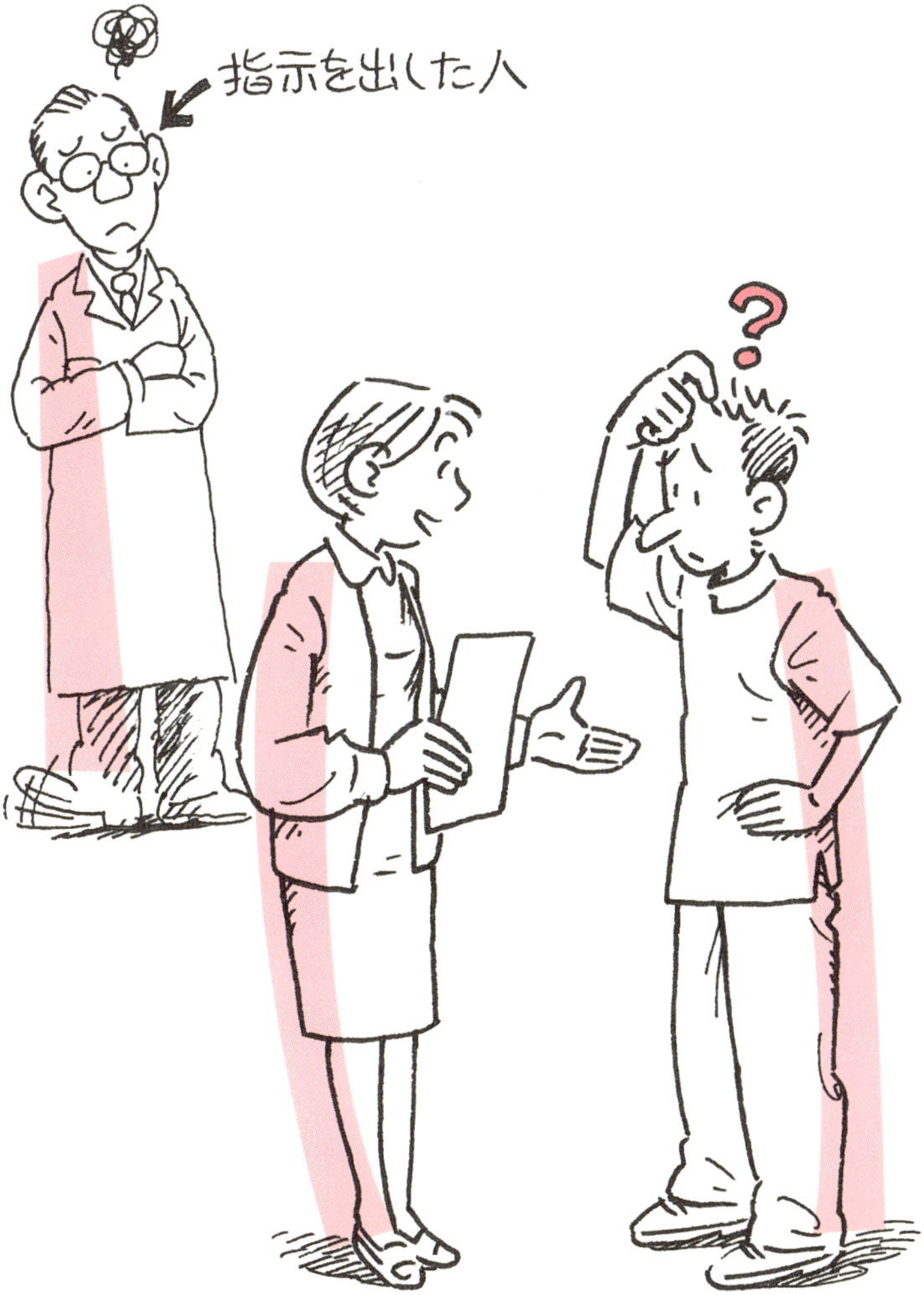

報告はまず指示した人に！

12 文書による報告のしかた

①文書による報告

文書といっても、レポートのような結果・考察まで求められるものから、メモ書きのようなものまでさまざまです。指示を受ける際に、どのように報告すべきかを確認しておくと、誤解が生じたりしません。

②レポート報告

レポート提出の場合には、指示内容・経過・結果・考察などを簡潔にまとめなければなりません。その上で、自分自身が感じたことや改善点などを書くとよいでしょう。長いレポートの場合は、見出しをつけると読みやすくなります。

③メモなどの書き方

取り急ぎ報告する場合やちょっとした内容の場合には、所定のメモ用紙があればそれを使用し、そうでない場合はポストイットなどを利用するのが便利です。その際にも、誰から誰への報告であるかわかるようにしておくことが大切です。また、書き方は、箇条書きにして簡潔で見やすいことが求められます。

文書による報告のコツ

- 何についての報告かわかるようにテーマをトップに書く
- 結論を先に書く
- なぜそうした結論になったか経過・調査結果を書く
- 最後に、報告者の意見・考察を書く

読みやすい報告書の条件

- 箇条書きになっている
- 重要な点を太字にするなど、工夫されたレイアウトになっている
- 何枚にもわたる報告書の場合は、結論や重要事項を１ページ目にまとめ、経過や調査事項などは次ページ以降にする

＜忙しい院長のためにも……＞

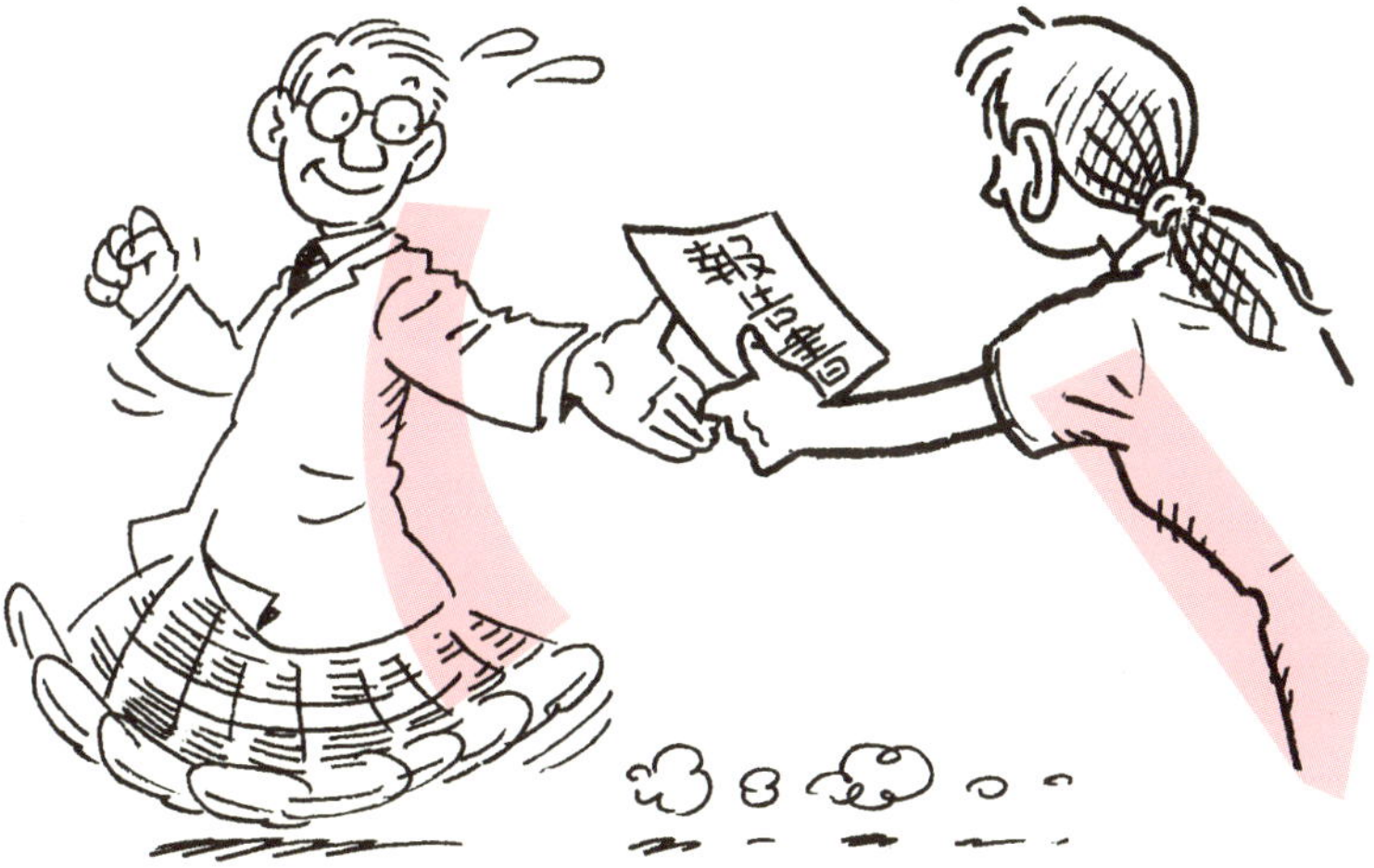

13 口頭による報告のしかた

①口頭での報告は事前に練習を！

口頭で報告する場合には、まず内容を整理することです。何を言いたいのかわからない報告が多いからです。報告をしようとする前に、何をどのように伝えるかを整理してから報告をしましょう。

②報告できる環境を探す

あなたが報告したくても、上司のほうが聞く時間がないときも往々にして起こります。タイミングを合わせるのがむずかしいときは、メモを残すなど工夫が必要です。そうすれば、上司も必ず聞く時間をとってくれるはずです。

③口頭の場合にはコトバづかいにも注意！

口頭で上司に報告する場合には、内容もさることながら、コトバづかいにも注意が必要です。友人感覚で話かけたり、語尾を伸ばすような話し方、いわゆるタメ口では、上司はその内容について真剣に聞いてくれません。相手が聞く耳をもってくれるには、どのような言い方がよいのか、スタッフ同士でロールプレイングをするとよいでしょう。

口頭による上手な報告のコツ

・結論から先に……

「○○は在庫切れのため、来週の月曜日の納品になるとのことです。いかがいたしましょうか？」

・事実を報告する……

憶測や勝手な解釈は、指示者の判断を誤らせるもと！

・言い訳・理由は聞かれてから話す

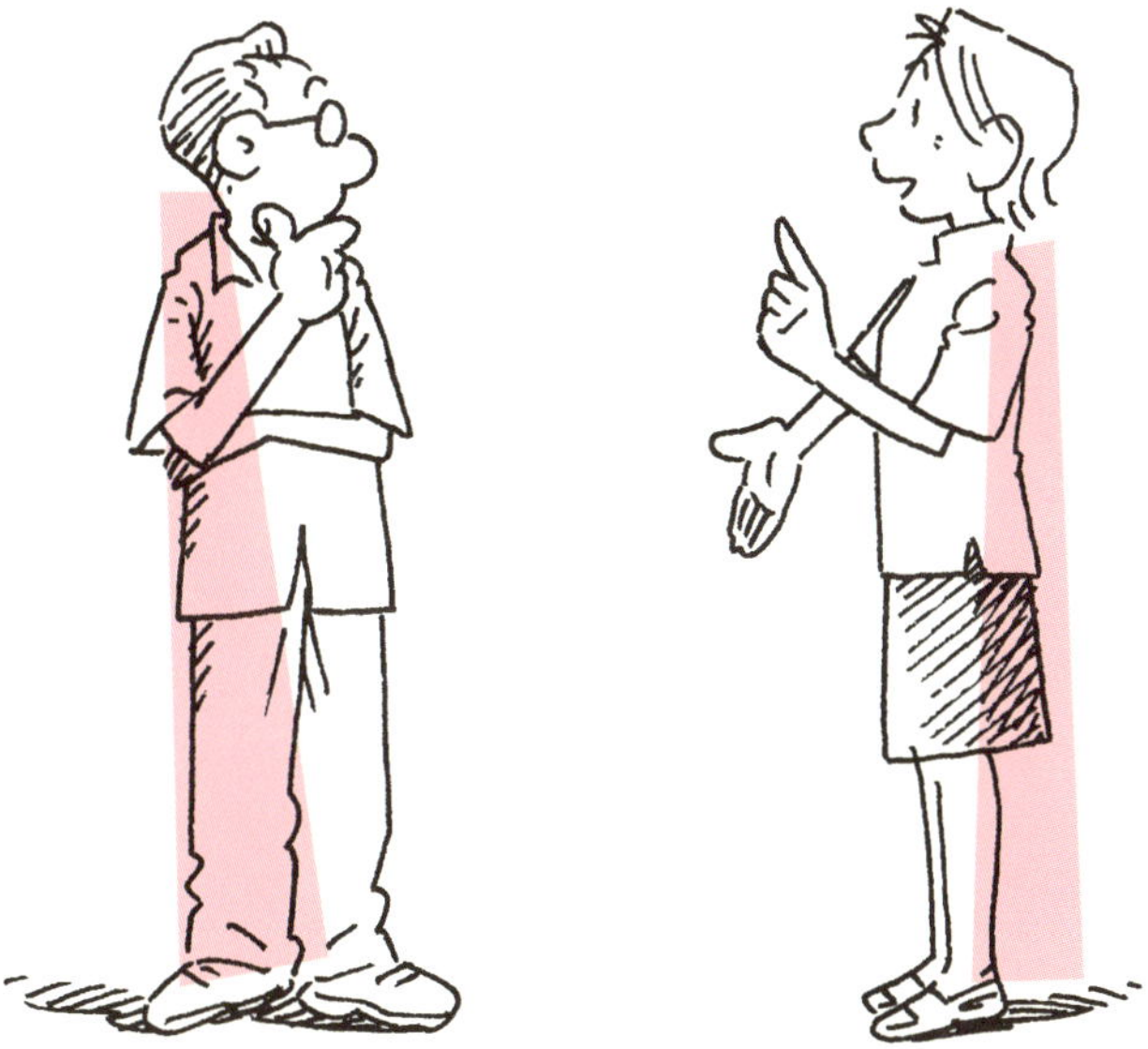

14 連絡は漏れのないように行う

①常にメモ用紙をポケットに入れておく

いつどこでメモをとるかわかりません。とくに新人時代は、何から何まで新しいことばかりですので、いつでもメモをとる癖をつけましょう。また、筆記具は、３色ボールペンが大変便利です。

②連絡の基本を知っておこう

誰から誰に伝えるのか、返事はもらうのか、単なる伝言なのかなど、内容としての量は少なくとも、バリエーションが多く、適切な判断が必要となります。基本をきちんと押さえておくことが内容漏れをなくす唯一の方法です。

③そのままにしない

メモなどに書いて渡したら、あとは〝関係なし〟では、ちょっともったいないことです。あなたに直接関係のない連絡でも、受けたのはあなたですから、その連絡内容がきちんと遂行されているのかについて、気にかけてみましょう。しばらくしても何も行動が起こらなければ、再度連絡してみてはいかがでしょうか。

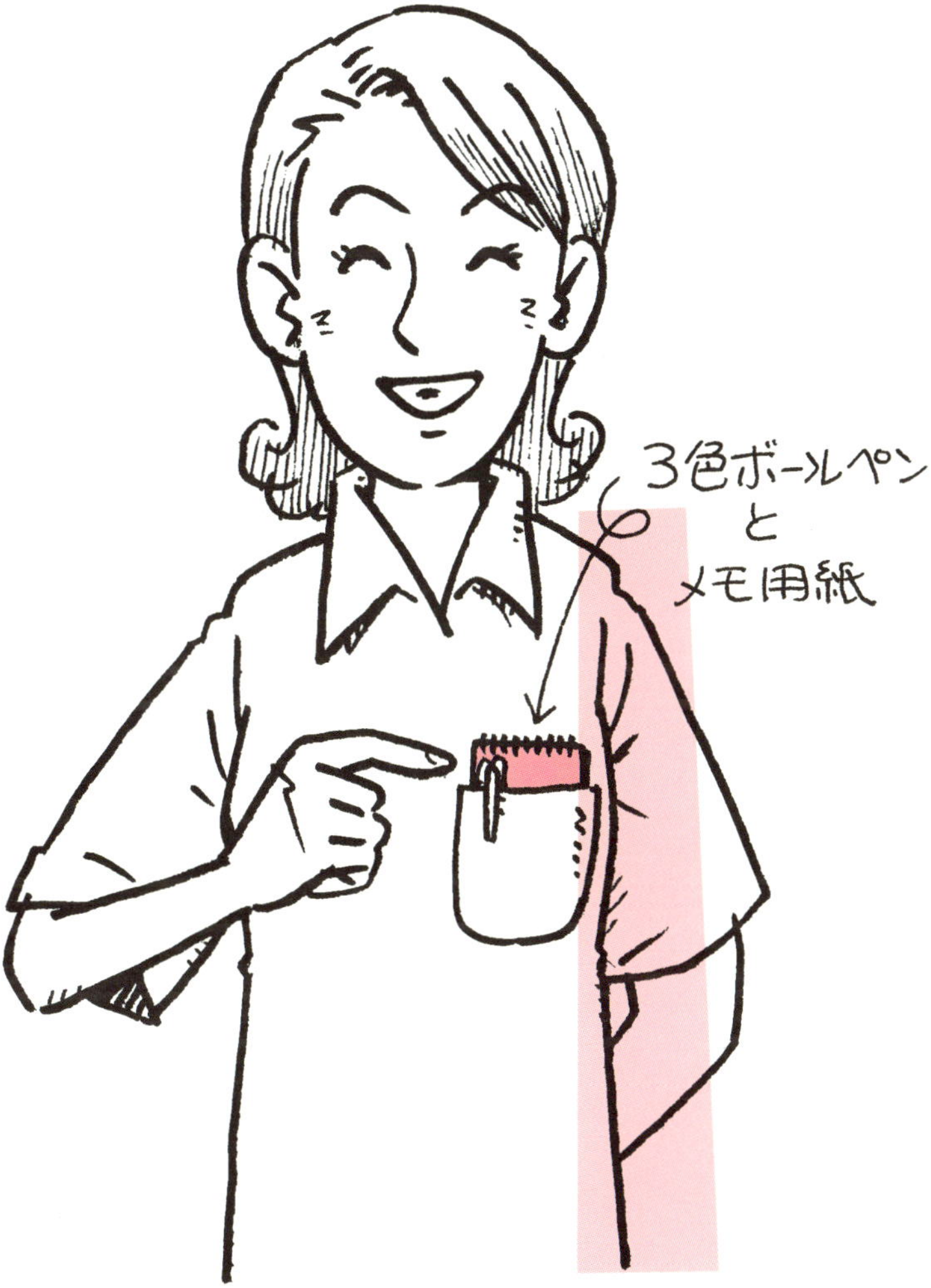

いつでもメモをとる癖をつけましょう！

15 報・連・相が仕事のミスを防ぐ

①なぜミスは起きるか

歯科医院には、多くのスタッフがおり、それぞれの役割は異なります。したがって、一つの指示がいろいろな人を経由していくことも多々あります。一般に、関わる人が多くなると、指示の解釈が微妙に変化することもよくあることです。最悪の場合、目指すゴールが逆になることさえあります。

②ミスを起こさないために……

ミスを起こさないためには、それぞれの立場で報告を行うこと、連絡業務を正確に行うこと、おかしいなと思ったり、わからなかったら、すぐに上司や先輩に相談することが大切です。

③相談を怠ると……

「きっとこうだろう！」と勝手に自己解釈をしてはいけません。思い込みが重なると重大なミスが起こりやすくなります。常に報告・連絡・相談を心がけ、チーム全体のコミュニケーションの量を増やしていきましょう。

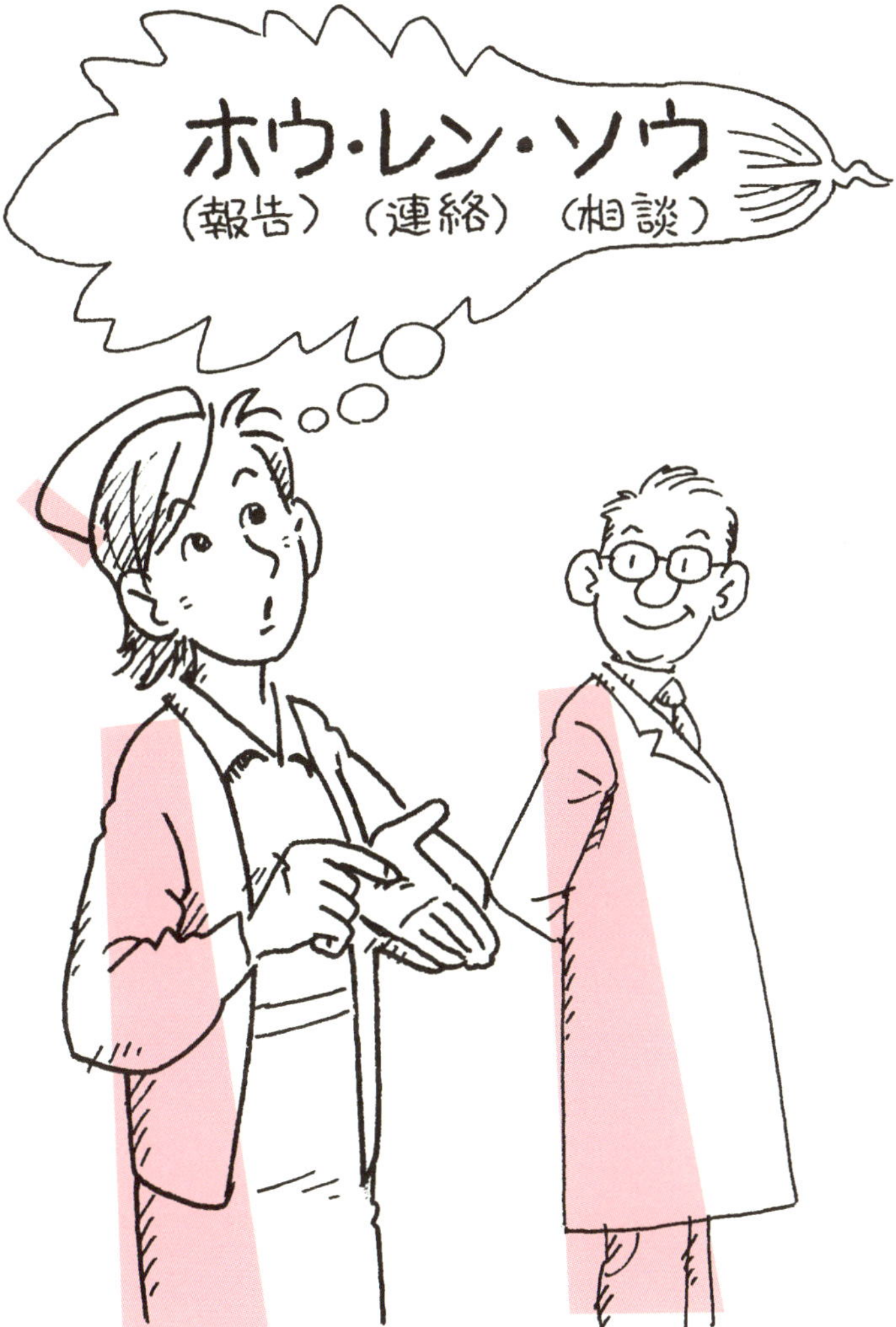

仕事の基本は報告・連絡・相談にあり

MEMO

第3章

応対とコトバづかいのマナー

山岸　弘子

16 患者さんの名前と顔を覚えよう

①患者さんの名前と顔は、その日のうちに覚えよう

初診の患者さんであっても、会話の中に名前を織り込んで会話をするのと、名前をまったく織り込まないのとでは、患者さんとの距離感が違います。そして、名前を織り込んで会話をすることにより、早く患者さんの名前を覚えることができます。

②会話ノートをつくろう

いつでも、患者さんとの会話を覚えていられる場合は、あえてノートをつくる必要はありません。しかし、それができるのは記憶力が抜群によい人でしょう。どのような会話をしたのか、メモ程度でも記録する習慣をつけると、患者さんの名前を早く覚えることができます。

③再診の患者さんには、親しみをこめて名前を呼びかけよう

「○○さん、その後いかがですか?」「○○さん、お変わりありませんでしたか?」など、名前を織り込みながら、笑顔で会話をすると、患者さんは「私のことを大切にしてくれる歯科医院」という印象をもちます。

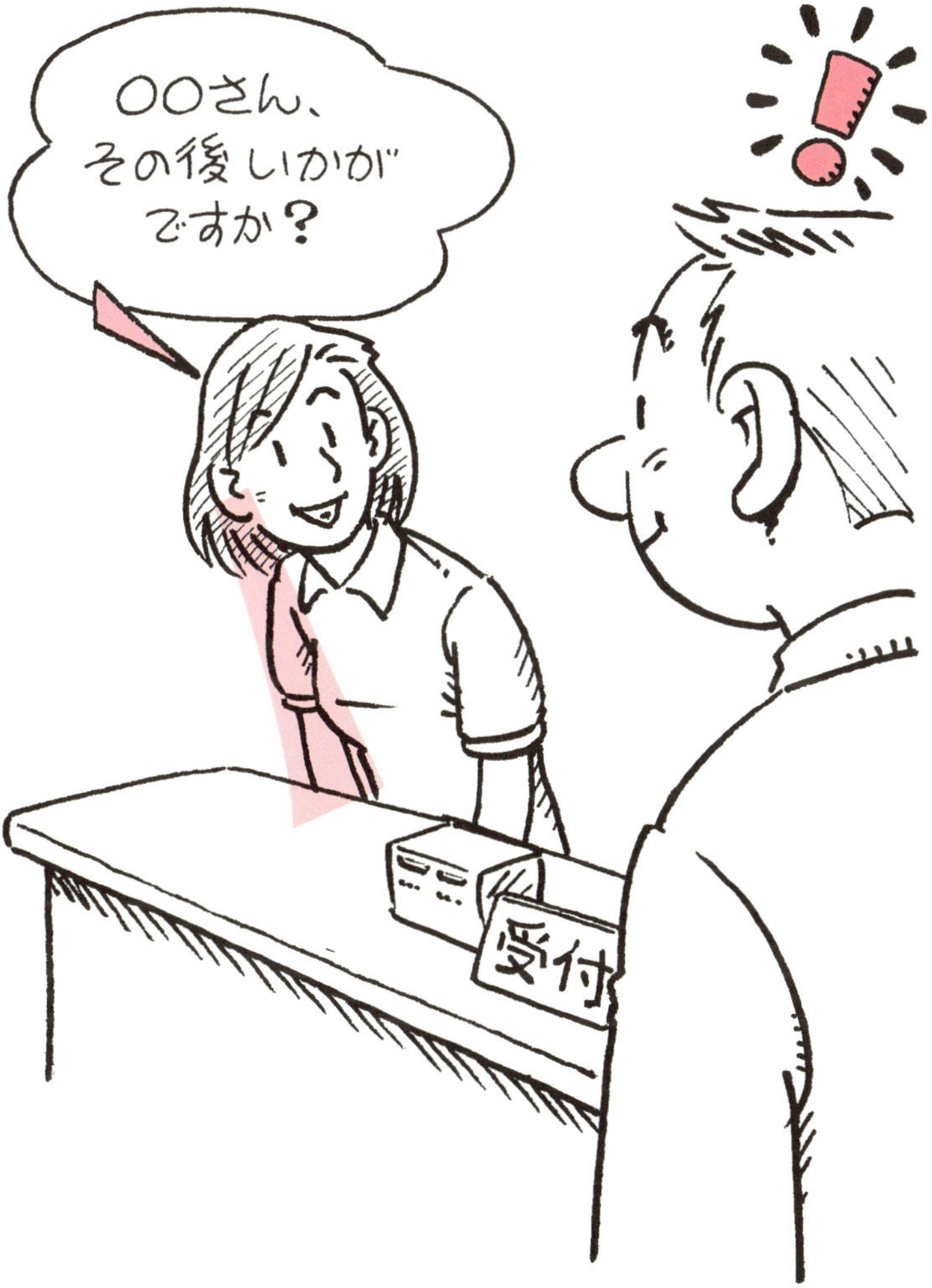

親しみをこめて名前を呼びかけよう！

17 お辞儀のパターンと使い分け

①会釈

「会釈」は、一番軽いお辞儀ですが、歯科医院でもっとも多く使われるお辞儀でもあります。会釈は軽いお辞儀であるだけに、表情を明るく、親しみのもてるものにする必要があります。

②敬礼

約30度に背中を傾けます。ビジネスシーンでは一番頻繁に使われるお辞儀です。歯科医院では、初診の患者さんへの挨拶のときや治療の終了時などに使われます。患者さんを大事にしている態度が表現されます。

③最敬礼

約45度に背中を傾けます。お詫びやお礼などのときに使います。お詫びやお礼のときに、会釈程度のお辞儀では、患者さんに誠意や気持ちが伝わりません。患者さんに対する誠意を姿勢でも伝えます。頭を下げた位置で、いったん止め、患者さんよりも先に頭を上げないように気をつけます。

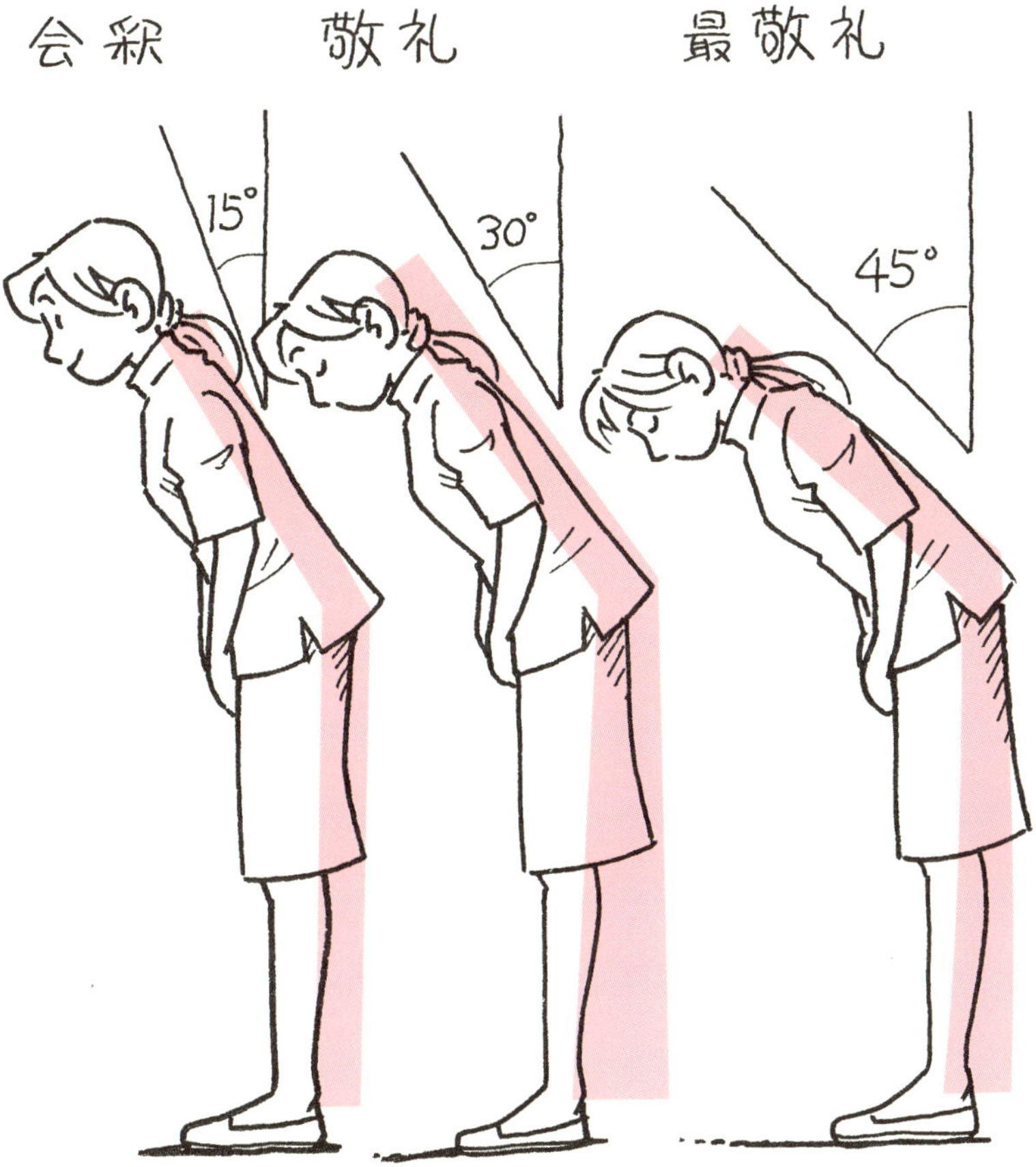

お辞儀には「会釈」「敬礼」「最敬礼」の３パターンがある

18 患者さんが見えたら……

①挨拶を笑顔でしよう

患者さんの目を見て、笑顔で挨拶をします。下を向いたままで声だけで挨拶をしたり、顔を見ても笑顔がなかったりすると、患者さんは「冷たい歯科医院」という印象をもってしまいます。

②予約の患者さんには「お待ちしておりました」と挨拶をする

予約後に来院した患者さんには、笑顔で「○○さん、お待ちしておりました」と挨拶をします。このときも、必ず名前を呼ぶことが大事です。リピーターになるかどうかの第一ポイントです。

③予約なしの患者さんには「いかがなさいましたか？」と声をかける

予約なしで突然訪れた患者さんには、やさしい表情で声をかけます。迷惑そうな顔をすることは厳禁です。予約なしで来院するのは、痛みがあったり、歯が取れてしまったりと患者さんにそれなりの理由があるはずです。患者さんの状況を推測して、あたたかなやさしい声で話しかけます。

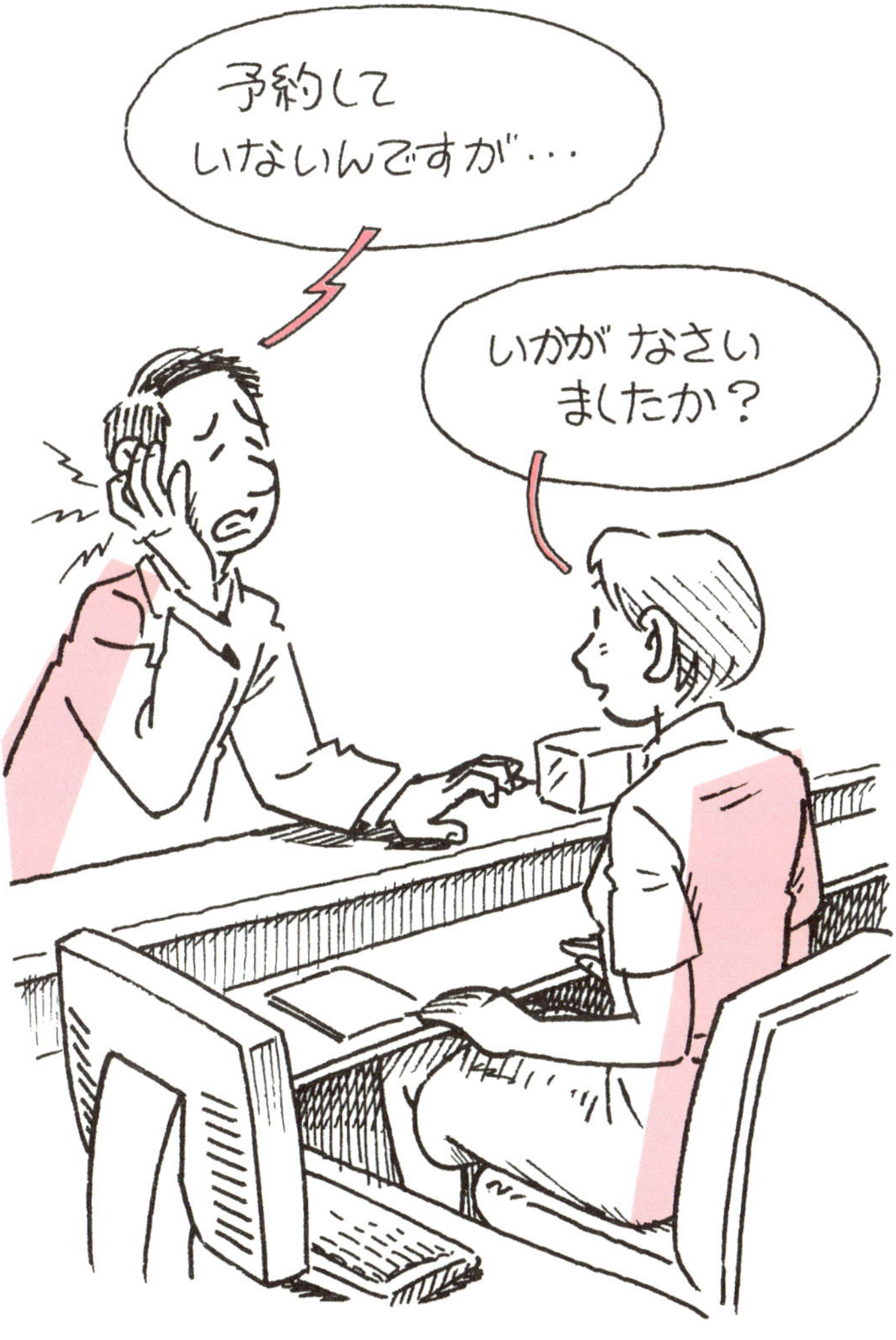

予約なしの患者さんにも迷惑そうな応対は厳禁！

19 患者さんと院外で会ったら……

①自分から声をかけよう

患者さんと院外で出会ったとき、無視したり、隠れてしまったりする人もいるようですが、その態度に患者さんが気づいたら、患者さんはどのように感じるでしょうか。患者さんを見かけた時点で、自分から明るく挨拶をします。

②自分から名乗る

ふだん制服姿であったり、マスクをしているスタッフの場合、患者さんはスタッフの顔をよく覚えていないことが多いものです。声をかけたとき、もし患者さんがキョトンとした表情をしたら、「私、○○歯科医院の○○でございます」と自分から名乗ります。次に患者さんが来院されたときは、より親しみを感じていただけることでしょう。

③患者さんの様子を見て話を切り上げる

話しかけられて迷惑そうだったり、忙しそうだったりした場合には、長々と話をせずに「それでは、失礼いたします」と笑顔で挨拶をし、その場を立ち去ります。もちろん、患者さんの連れの人について、興味本位であれこれ詮索するのは禁物です。

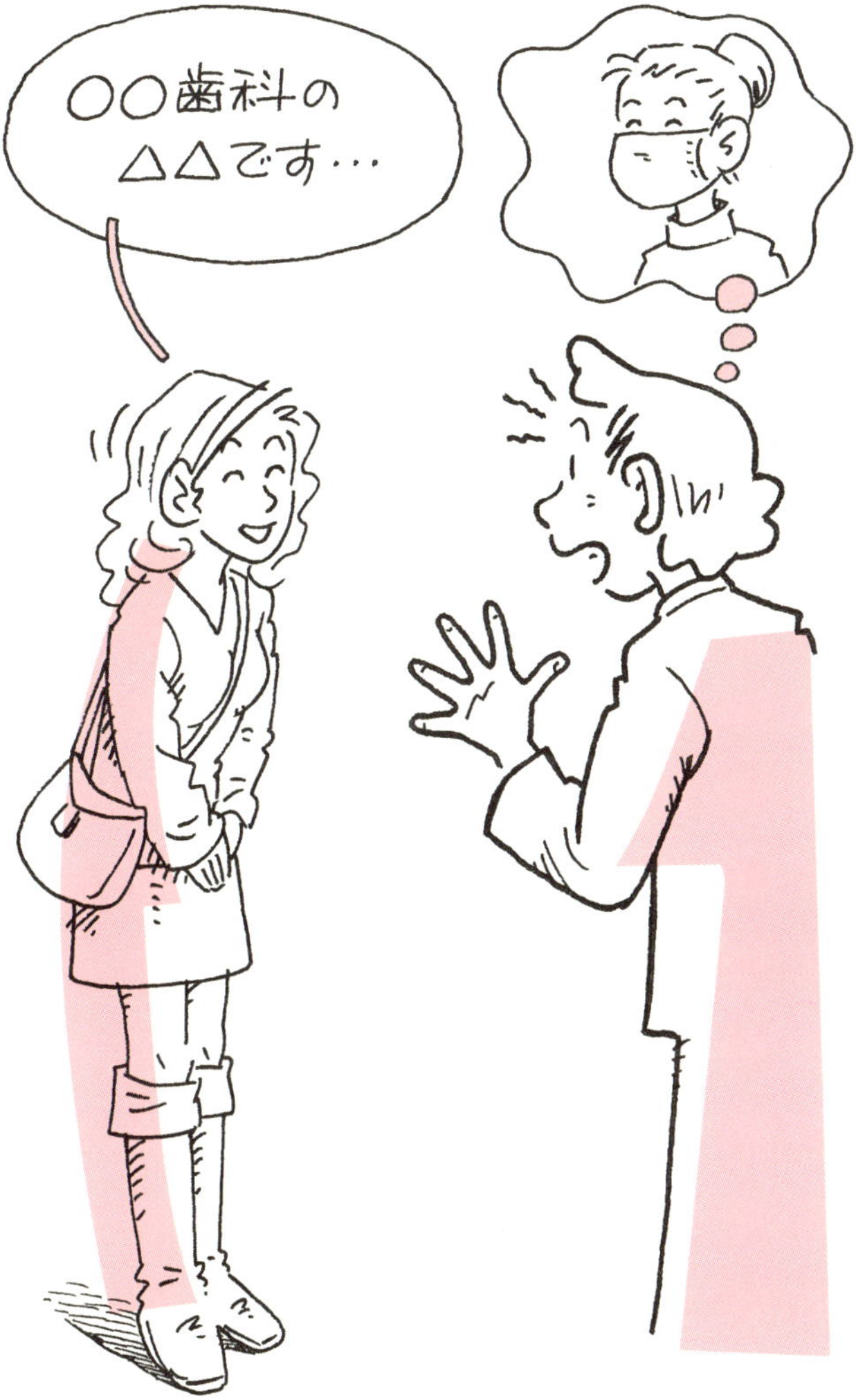

院外で患者さんと会ったら、自分のほうから挨拶を！

20

患者さんを待たせているときは……

①患者さんを待たせる場合は、必ず声をかけよう

予約で来院した患者さんを待たせる場合には、あらかじめ声をかけます。この程度ならいいだろうという考えは禁物です。歯科医院側が時間にルーズだと、患者さんも予約時間に対してルーズになっていきます。予約時間を患者さんに守ってほしいのならば、歯科医院側も予約時間を守ります。

②「○分ほどお待たせいたしますが、ご都合はいかがでしょうか」と声をかける

ことに、仕事中に歯科医院に駆けつけた患者さんは、予約時間厳守を切望しています。丁寧なコトバで患者さんの意向をたずねる表現にすると、依頼がやわらかく伝わります。

③二度目には「お待たせしており申し訳ございません」と声をかける

「○分」と告げたのに、さらに時間がオーバーしてしまう場合には、再度、自分から声をかけます。その際も、丁寧なコトバでお詫びします。患者さんがイライラして「まだですか?」と聞かれてから、あわてて応対することがないように、早め早めのコトバがけを実践しましょう。

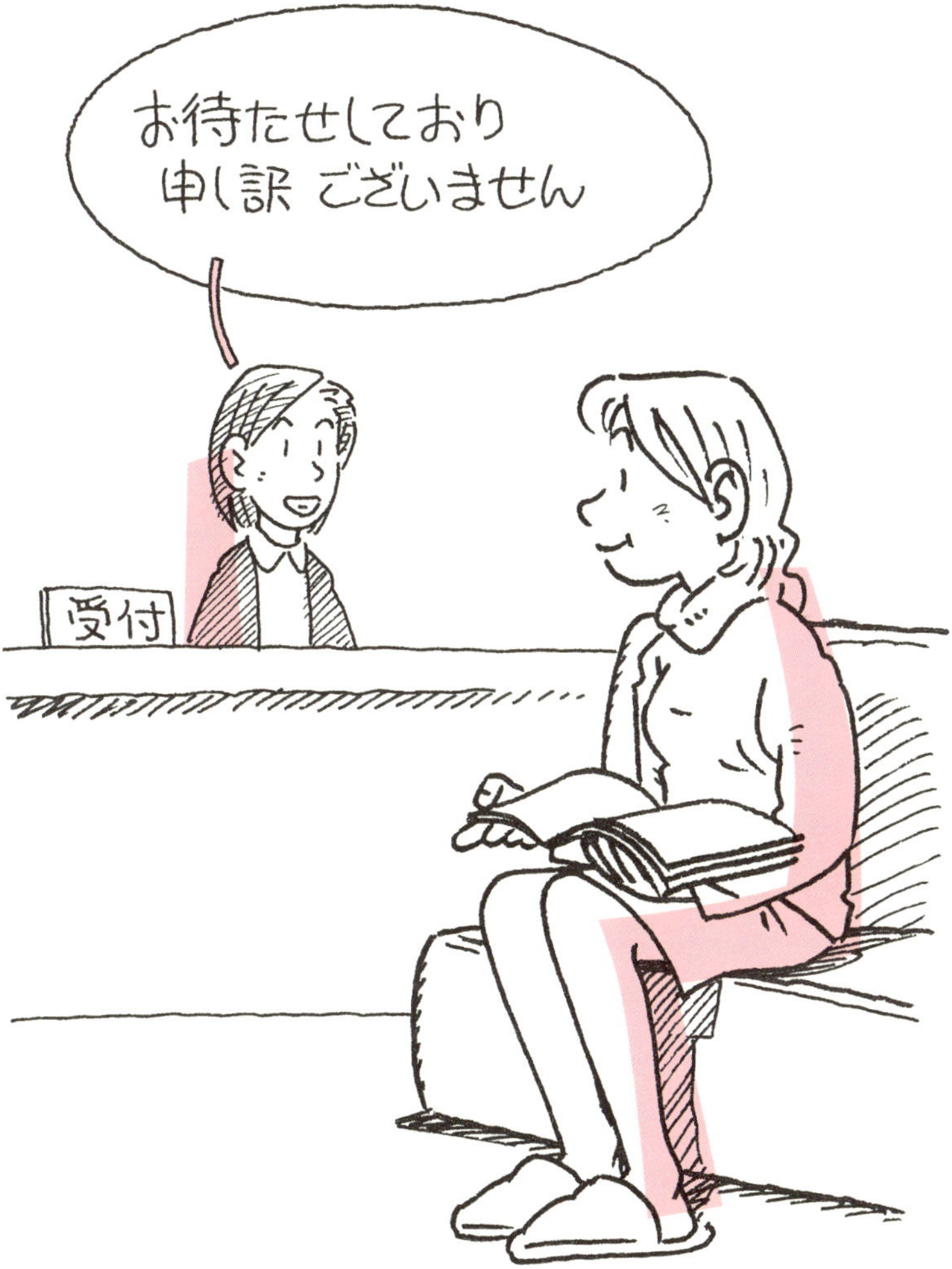

待たせている患者さんには声かけを！

21 患者さんがお帰りになるときは……

①作業中でも、必ず手をとめよう

下を向き、作業をしながら、声だけで送り出すスタッフをときどき目にしますが、そのような態度では「私を大切にしてくれる歯科医院」という印象をもってもらえないでしょう。患者さんがお帰りになるときは、忙しくても必ず手をとめます。

②目を見て、笑顔で挨拶をしよう

患者さんの目を見て、やさしい笑顔で挨拶をします。最後の印象はあとあとまで残るものです。最後が無愛想な応対になってしまうと、それまでの印象が良くても、冷たい印象だけが残ってしまいます。

③丁寧なコトバをかけよう

「お大事に」だけでコトバを終えるのではなく、「お大事になさってください」と丁寧にコトバをかけたいものです。そして、相手や状況に合わせて「お寒いですから、風邪を召しませんように」とか、雨天の場合には「お足元に気をつけてお帰りください」などと、プラスアルファのコトバをかけます。

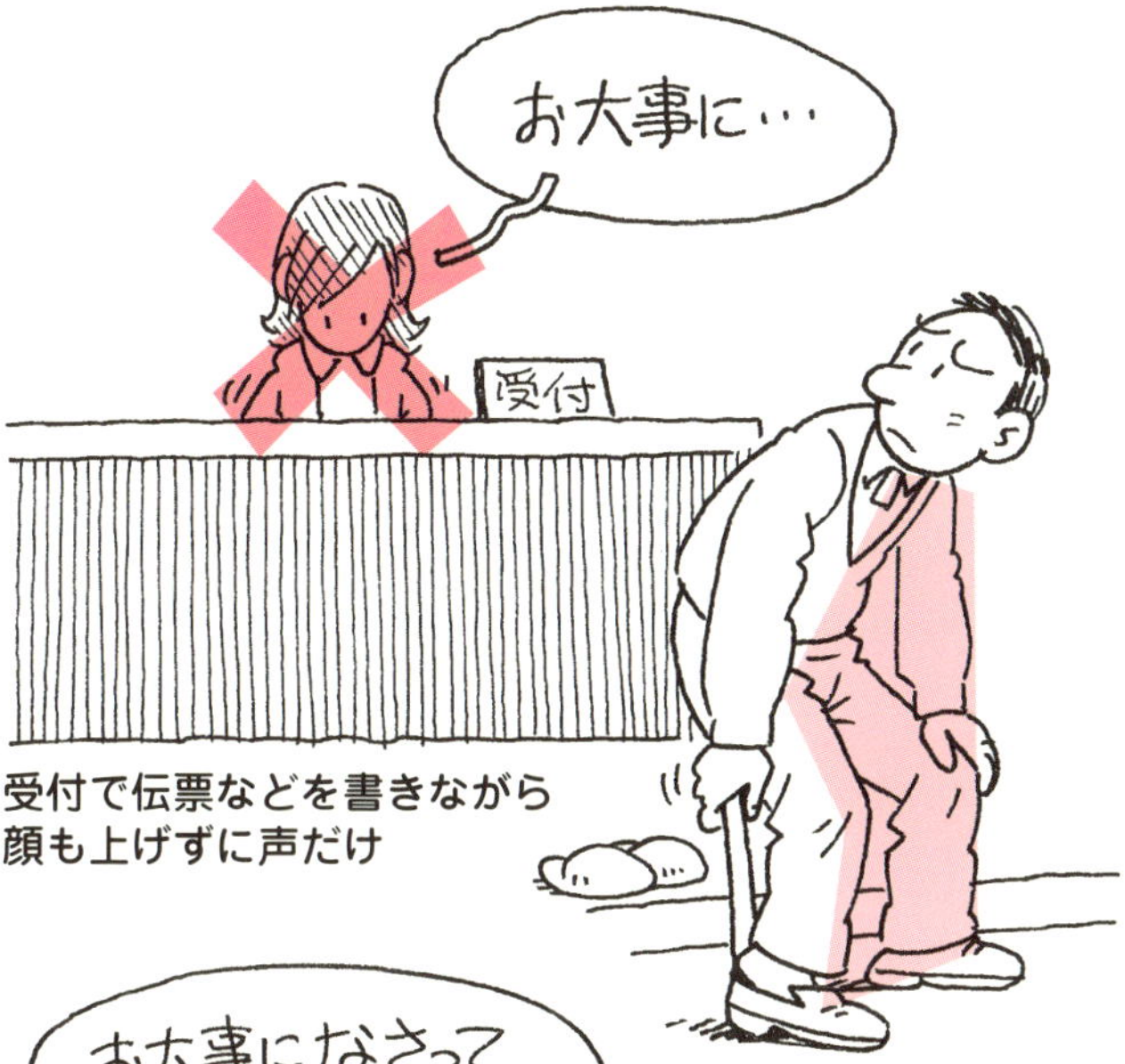

× 受付で伝票などを書きながら
顔も上げずに声だけ

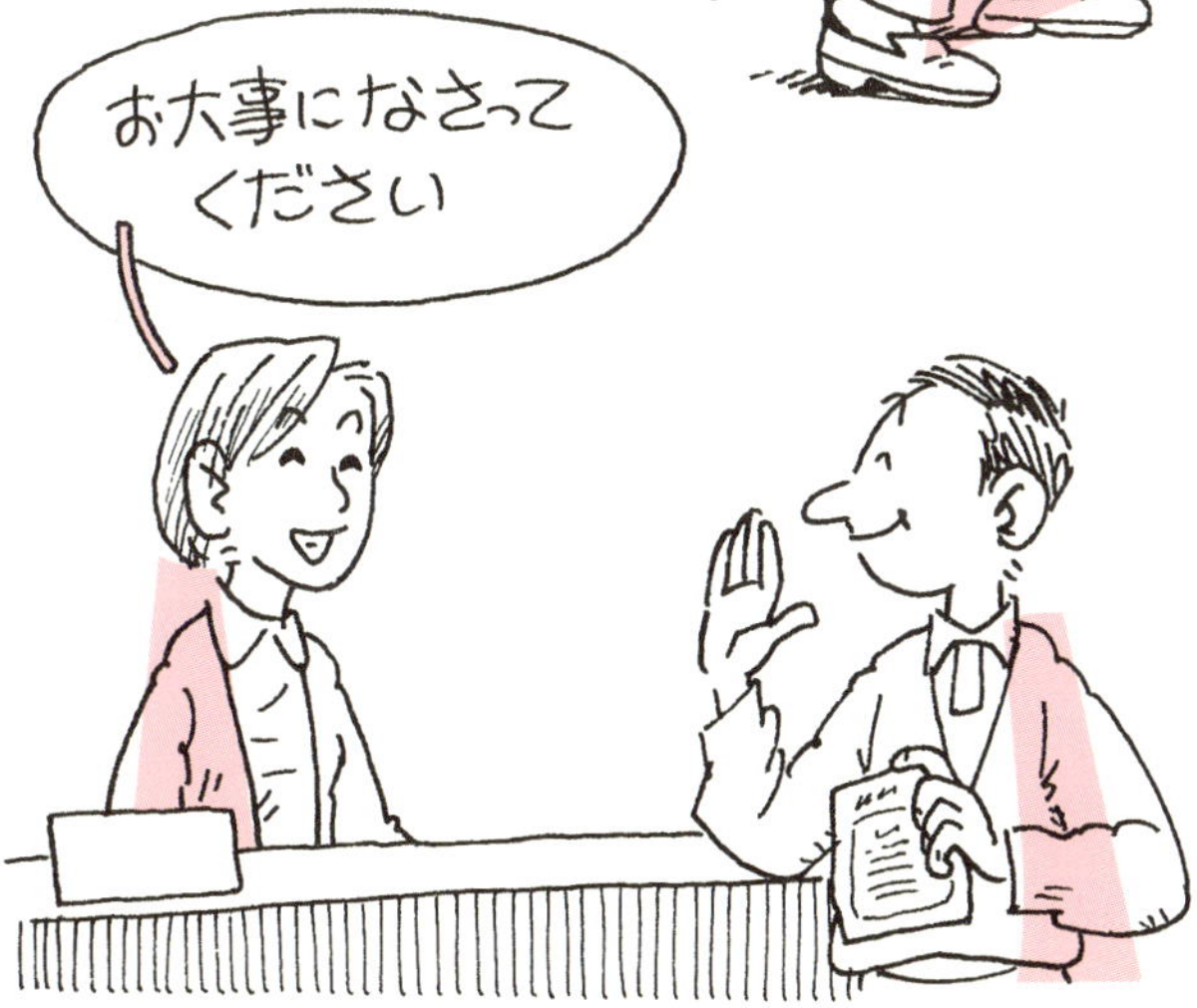

○ 作業の手を止めて顔を向けてあいさつを

22 クレームには細心の注意で応対を

①クレームはしっかり受け止めよう

クレームが、自分に直接関係のない事柄であっても、まずは患者さんの話をじっくり聞きます。逃げの姿勢は、二次クレームを生んでしまいます（79ページ参照）。

②「私ではわかりません」は禁句！

担当外でわからないこともあると思いますが、「わかりません」は、クレーム対応では厳禁です。自分で処理できない場合は、担当者や院長にすみやかに代わります。

③歯科医院側のミスであった場合には誠心誠意のお詫びを！

自分のミスではなかったとしても、患者さんに対しては「私どものミスで」「行き届きませんで」などと、歯科医院全体のミスと受け止めていることが、患者さんに伝わるような表現をします。

④丁重なお詫びのコトバを覚えておこう

お詫びのときに「どうもすみませんでした」などと、軽いコトバで謝ってはいけません。「誠に申し訳ございませんでした」という丁重な言葉を使います。

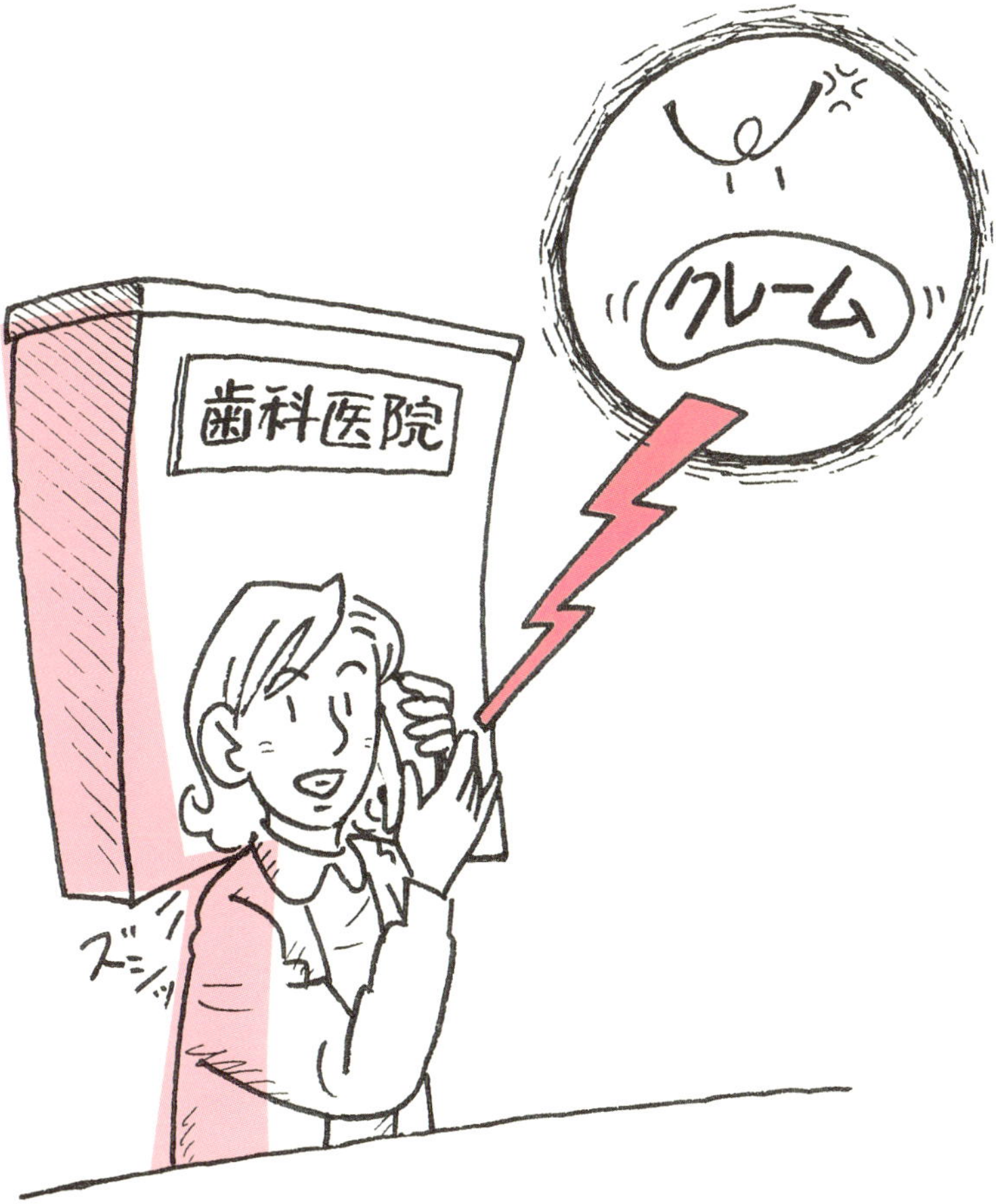

クレームには歯科医院全体を背負って対応する

23

患者さんとの会話　ここに注意！

①患者さんを尊重していることが伝わる表現を！

説明のあと「いまの説明でおわかりになりましたか？」などと聞いてしまうと、患者さんは、自分の能力を問われたような気持ちになります。このような場面では「説明不足の点はございましたでしょうか？」と、謙虚さの伝わる表現をしましょう。いつも患者さんを立てる表現を心がけていると、患者さんの満足度が高くなります。

②親しくなってもナレナレしいコトバづかいは控える

親しい患者さんに友達のように話す人もいますが、患者さんは友達ではありません。どんなに親しくなっても、節度のあるコトバづかいをします。また、特定の患者さんとだけ親しい口調で話していると、他の患者さんは疎外感をおぼえます。

③他の患者さんのことを話題に出すのは厳禁！

患者さんとの会話で、他の患者さんのことを話題に出さないように気をつけます。なお、治療中の院長に対して、別の患者さんの症状を口頭で伝えるのも厳禁です。必ずメモで渡します。

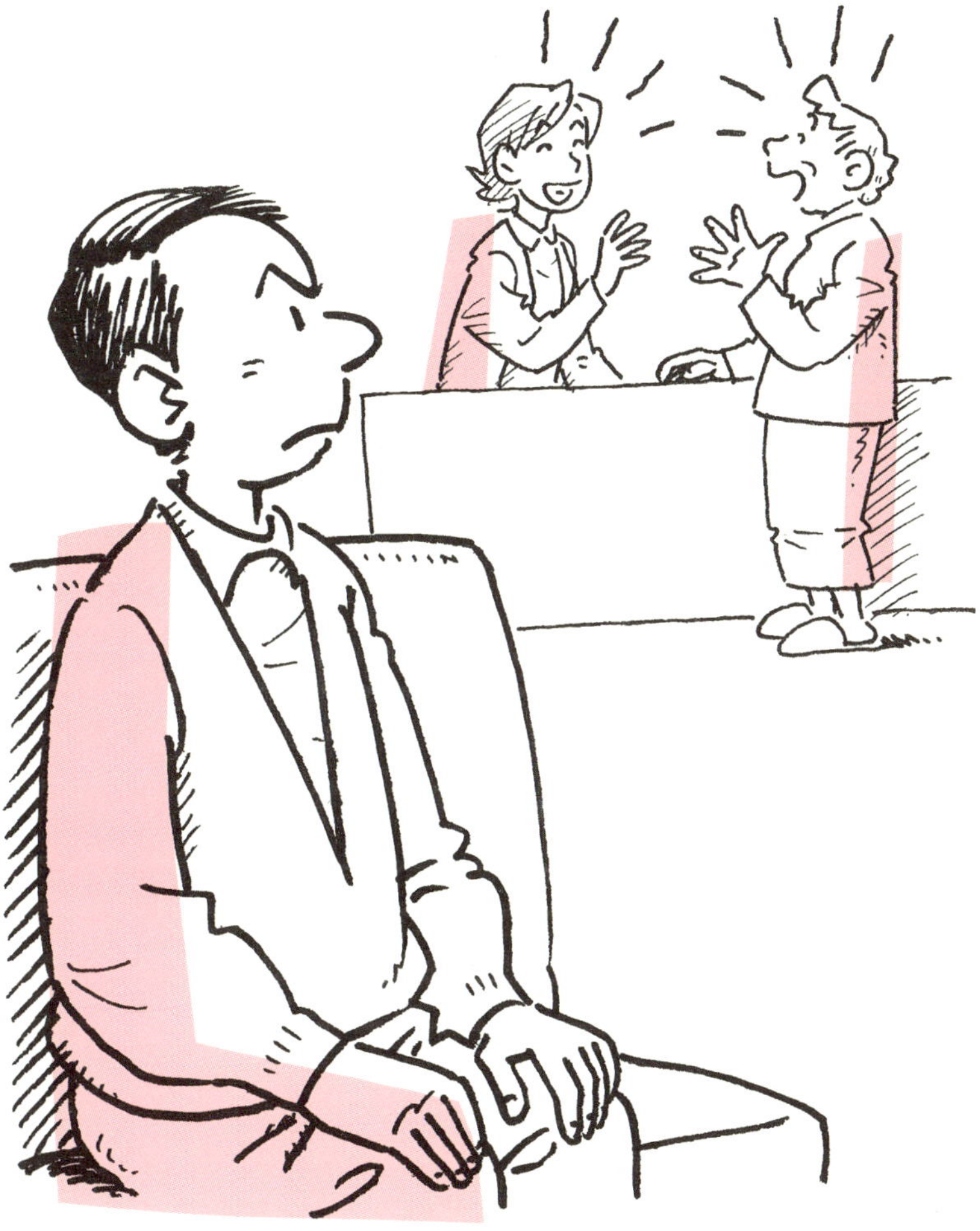

特定の患者さんとのナレナレしい話し方は
他の患者さんのヒンシュクを買う

24
正しい敬語を使おう

①尊敬語と謙譲語の違いを知っておこう

敬語には「尊敬語」（図参照）と「謙譲語」があります。謙譲語は、身内（院長・同僚など）の行為に対して使うものです。

②患者さんの行為には尊敬語を使う

患者さんの行為を、謙譲語で表現している場面を目にすることがありますが、これは患者さんを不快にしますし、教養が疑われてしまいます。歯科医院で使われやすい間違い敬語は「院長にうかがってください」「お聞きしてください」「問診票にご記入してください」などの表現で、いずれも患者さんの行為を謙譲語で表現しています。「お聞きください」「ご記入ください」などと尊敬語で表現しましょう。

③敬語のレベルをあげよう

レベルの低い敬語を使うと、患者さんは「教育のできていない歯科医院」という印象をもちます。たとえば、「すみません」「悪いんですけど……」では、小学生の応対です。患者さんに対しては「申し訳ございません」「恐れ入りますが……」というべきです。

尊敬語をマスターしよう！

〔動詞の尊敬語〕

（1）　別語形式……別の語に言い換えて尊敬語にする方法

「言う」→「おっしゃる」　　「食べる」→「召し上がる」
「行く」→「いらっしゃる」　「見る」→「ご覧になる」
「する」→「なさる」

（2）　添加形式……「れる」「なさる」「お／ご～なさる」「お／ご～になる」「お／ご～くださる」を添加して尊敬語にする方法

1. **「～れる」**……「言う」→「言われる」
「行く」→「行かれる」
「話す」→「話される」

2. **「～なさる」**……「運転する」→「運転なさる」
「提案する」→「提案なさる」
「出席する」→「出席なさる」

3. **「お／ご～なさる」**……「電話する」→「お電話なさる」
「連絡する」→「ご連絡なさる」
「検討する」→「ご検討なさる」

4. **「お／ご～になる」**……「聞く」→「お聞きになる」
「読む」→「お読みになる」
「栄転する」→「ご栄転になる」

5. **「お～くださる」**……「並ぶ」→「お並びくださる」
「注意する」→「ご注意くださる」
「記入する」→「ご記入くださる」

〔名詞の尊敬語〕

（1）　「お・ご」をつけて尊敬語にする方法

「お体」「お住まい」「お考え」
「ご自宅」「ご住所」「ご活躍」

（2）　特別な接頭語をつけて尊敬語にする方法

「御」……「御地」「御中」「御社」「御身」
「貴」……「貴社」「貴地」「貴誌」「貴校」
「高」……「（御）高説」「（御）高名」「（御）高著」
「芳」……「（御）芳名」「（御）芳志」「（御）芳情」

このほか，「玉」「尊」「令」なども使われます。

25 上手な話し方・聞き方

①今どきの話し方に気をつけよう

「おはようございま～す」などという語尾伸ばし、「～じゃないですかぁ」という押し付けがましい表現、「歯の裏側？って磨きにくいですよね」という半クエスチョン形、いずれも患者さんには不評ですし、医院の品位が疑われます。まず、信頼される話し方を心がけることが大切です。このような話し方がくせになっている場合には、直していく努力をしていきましょう。

②語尾をやわらかく発音するとやさしい印象になる

「少々お待ちください」「保険証をお持ちください」などの、「さい」をやわらかく発音すると、「やさしいスタッフ」という印象を与えることができます。

③患者さんの話を聞くときは、ゆっくりうなずきながら……

患者さんの話を聞くときは、作業を休み、患者さんの目を見て、ゆっくりうなずきながら聞きましょう。人は、話をじっくり聞いてくれる相手に信頼感をもつものです。患者さんの話のスピードに合わせて、あいづちのスピードも調整します。

今どきのこんな話し方に要注意を！

★「じゃないですかぁ」

語尾伸ばしは、押しつけがましいと受け取られたり、「（じゃないですかぁ）といわれても……」と困惑されたり、ナレナレしく、だらしない印象を患者さんに与えます。

★無意味に語尾を上げる"半クエスチョン形"

会話の途中で、無意味に語尾を上げる話し方も、多用すると耳ざわりになり、嫌われます。

★「私的には」

「～的」「～系」のようなぼかし表現は信頼感をそこねます。「私的には、わりとおススメなんです」では、患者さんも不安になります。

★「なんか」「みたい」「っぽい」「やっぱ」「ってゆうか」

こうした口ぐせになっているコトバは、意識して直さないと、肝心な場面で使ってしまいます。

★「よろしかったでしょうか」「○○になっております」

ファミ・コン・コトバの代表で、ファミリーレストランやコンビニエンスストアで使われています。丁寧さを出そうとしているようですが、場面に合わない使い方は患者さんに違和感を与えます。「よろしいでしょうか」「こちらが○○です」と言い換えましょう。

★「全然」

全然は、打消し・否定的な語を下にともなって使われるもの。

「全然大丈夫」

「全然 OK」は本来の使い方ではありません。

26 ホスピタリティみなぎる歯科医院に

①コトバの温度に敏感になろう

コトバには温度があります。同じ「はい」でも、無愛想にいうのと、心をこめてあたたかい声で「はい」というのとでは、患者さんに与える印象はまったく違ってきます。いつも、「自分のあたたかい心を届ける」ことを意識して、声にも注意を払います。

②命令形の使用は控えめにしよう

「お待ちください」などの「ください」は命令形です。ビジネスシーンでは命令形を使うことが少なくなり、命令形の代わりに、相手の意向をたずねる「お待ちいただけますか？」という依頼表現が好まれています。命令形を使う必然性がある場合を除き、「～いただけますか？」「～願えますか？」という表現を使いこなしましょう。

③患者さんの気持ちを尊重しよう

まず、患者さんの気持ちを推察し、患者さんの気持ちに共感する姿勢を示すことが第一です。自分の思いではなく、患者さんの思いを大切にすることで、より一層の信頼が高まります。

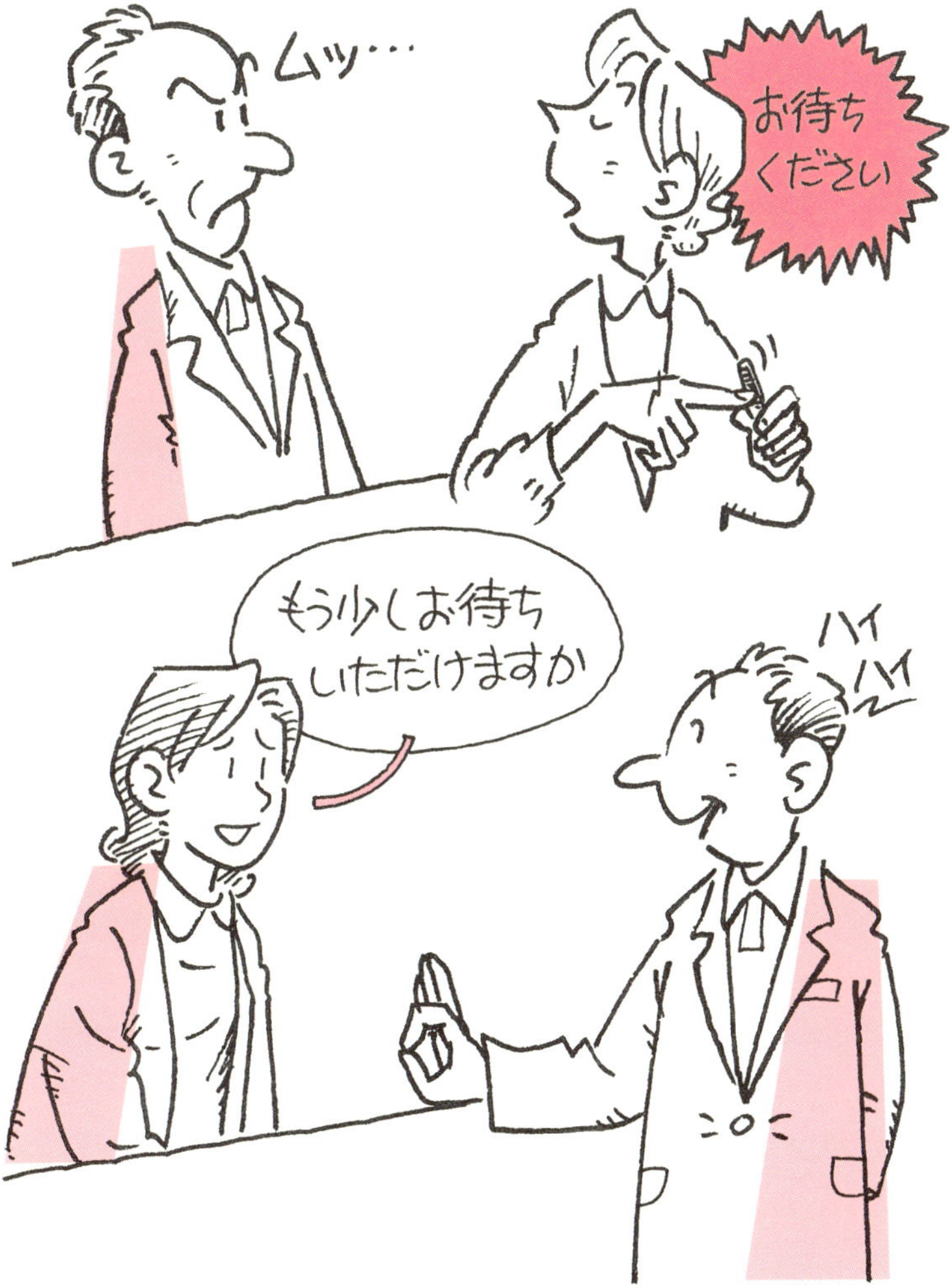

患者さんを見下したような、ツーンとした態度で「お待ちください」ではなく、「お待ちいただけますか？」がベストな表現

MEMO

第4章

電話・手紙・メールのポイント

山岸　弘子

27 電話の応対で医院のイメージが決まる

①歯科医院の第一印象は電話応対で決まる

歯科医院の第一印象を決めるのは、電話応対です。電話の応対がぞんざいですと、患者さんは予約を取るのもためらいます。電話応対は、歯科医院の顔であることを意識することが大事です。

②あたたかい声で応対しよう

電話の声が冷たかったり、事務的であったりすると、患者さんは好印象をもってくれません。あたたかい声を出すことを意識します。頬杖をつきながらの応対、足を組みながらの応対……、患者さんには声を通して、その姿勢が伝わります。

③要領のよい会話をしよう

電話料金を払っているのは患者さんです。電話を受けながら、電話相手の患者さんを長く待たせたり、要領の悪い予約の取り方をしたりすることがないように気をつけます。また、「あの～」「えっ～と」「ちょっと」などは、電話のノイズといわれるコトバです。極力、電話のノイズを入れないように心がけます。

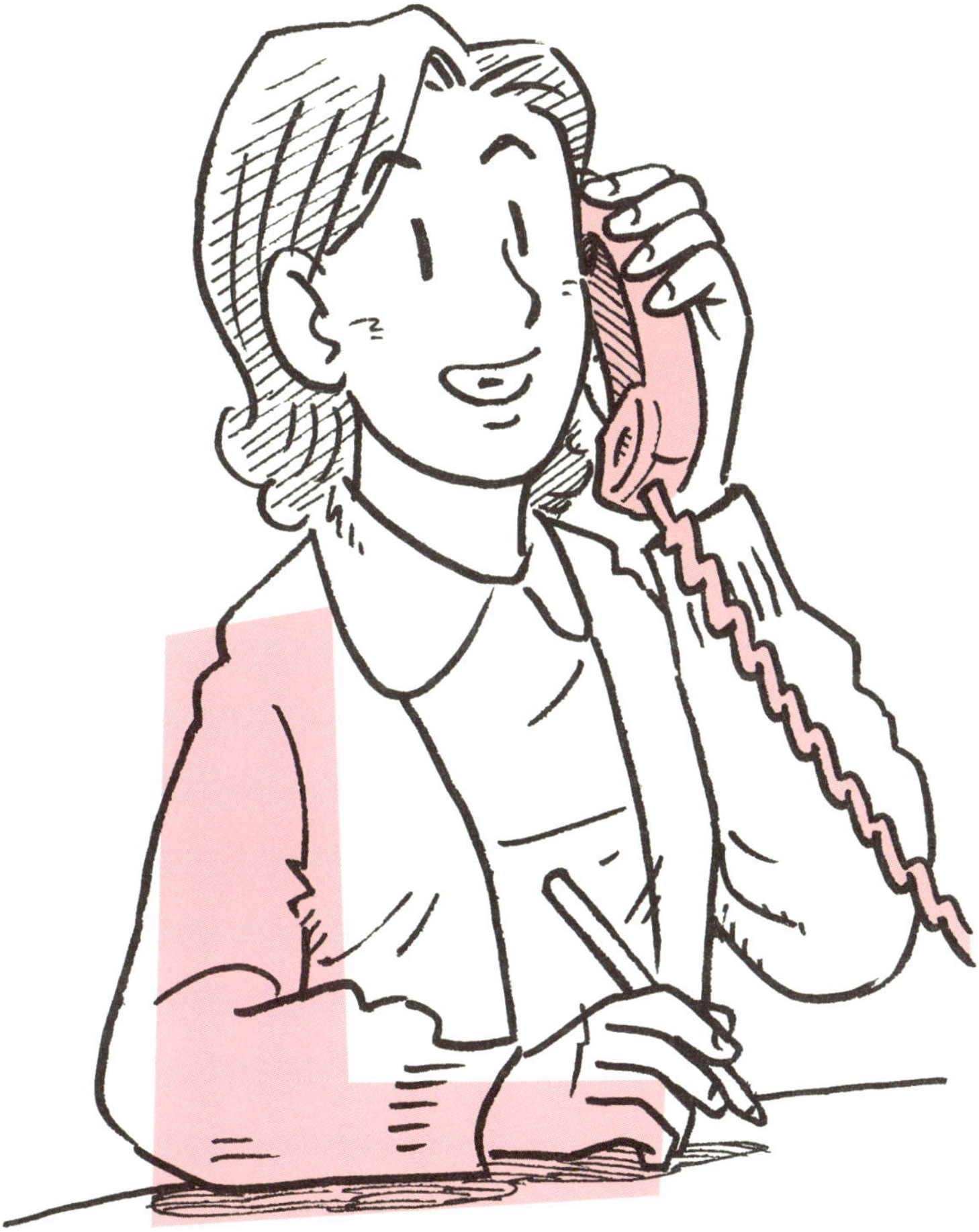

受付での電話応対は“医院の顔”

28 正しい電話の受け方

①第一声は「はい、○○歯科医院でございます」と名乗る

いきなり「○○歯科医院です」ではていねいさに欠けますし、医院名が聞き取りにくくなりがちです。

②医院名はゆっくり、はっきりを心がけて！

聞き取れないような早口で、医院名を名乗られることがありますが、医院名こそ、ゆっくり、はっきりと発音します。

③相手に合わせたスピードで話す

高齢者にはゆっくり落ち着いた話し方をし、話すスピードが速い人にはそのスピードに合わせます。相手の呼吸に合わせた話し方をすると、相手も話しやすくなります。

④電話を切るまでが会話！

電話が終わったとたん、受話器を乱暴に置くのは感心しません。必ず、フックを静かに押さえてから、丁寧に受話器を戻します。電話応対は、待合室にいる他の患者さんにも聞こえていますので、待合室の雰囲気にも影響を与えます。

電話は出てから電話を切るまでが会話

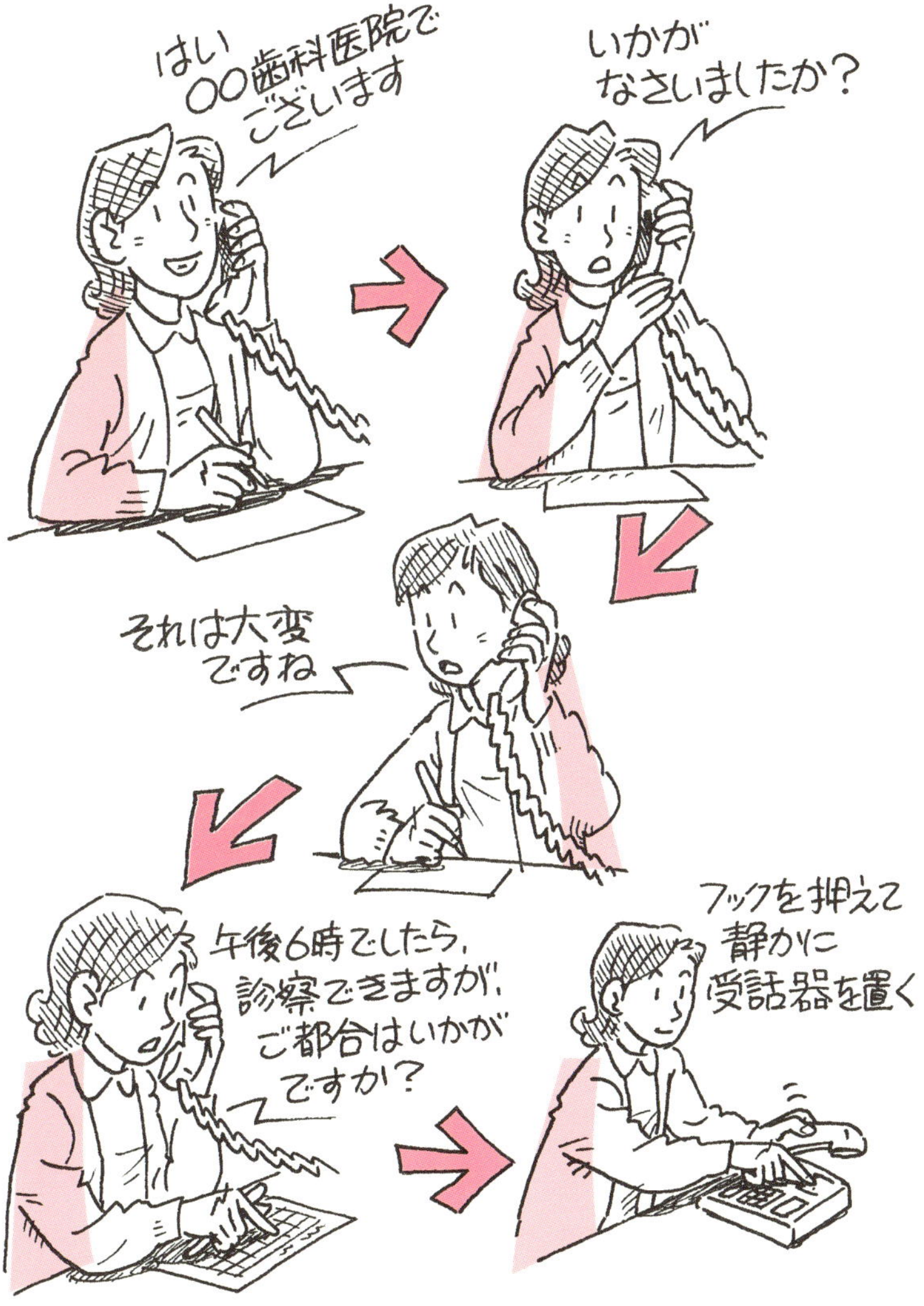

29 正しい電話のかけ方

①丁寧に名乗る

面識のない人に名乗るときには「私、○○歯科医院の○○と申します」と名乗ります。面識のある、相手本人が電話に出た場合には「○○歯科医院の○○でございます」と名乗ります。この場合も早口にならないようにし、ゆっくり、はっきり発音します。

②相手の都合を聞いてから用件に入る

「お話ししたいことがございますが、いまご都合はよろしいでしょうか？」「○○の件でお電話をいたしましたが、いまお話しさせていただけますか？」など、相手の都合を確認してから用件に入ります。

③電話をかける前に用件をメモにまとめておこう

メモにまとめておくと、言い忘れが防げますし、要領を得た会話ができます。電話をかけておいて、「あの～」「その～」など、電話のノイズを入れるのは避けましょう。用件が複数ある場合は「二点お話ししたいことがございます」と最初に告げ、「一つは……、二つめは……」と順序よく話すことです。

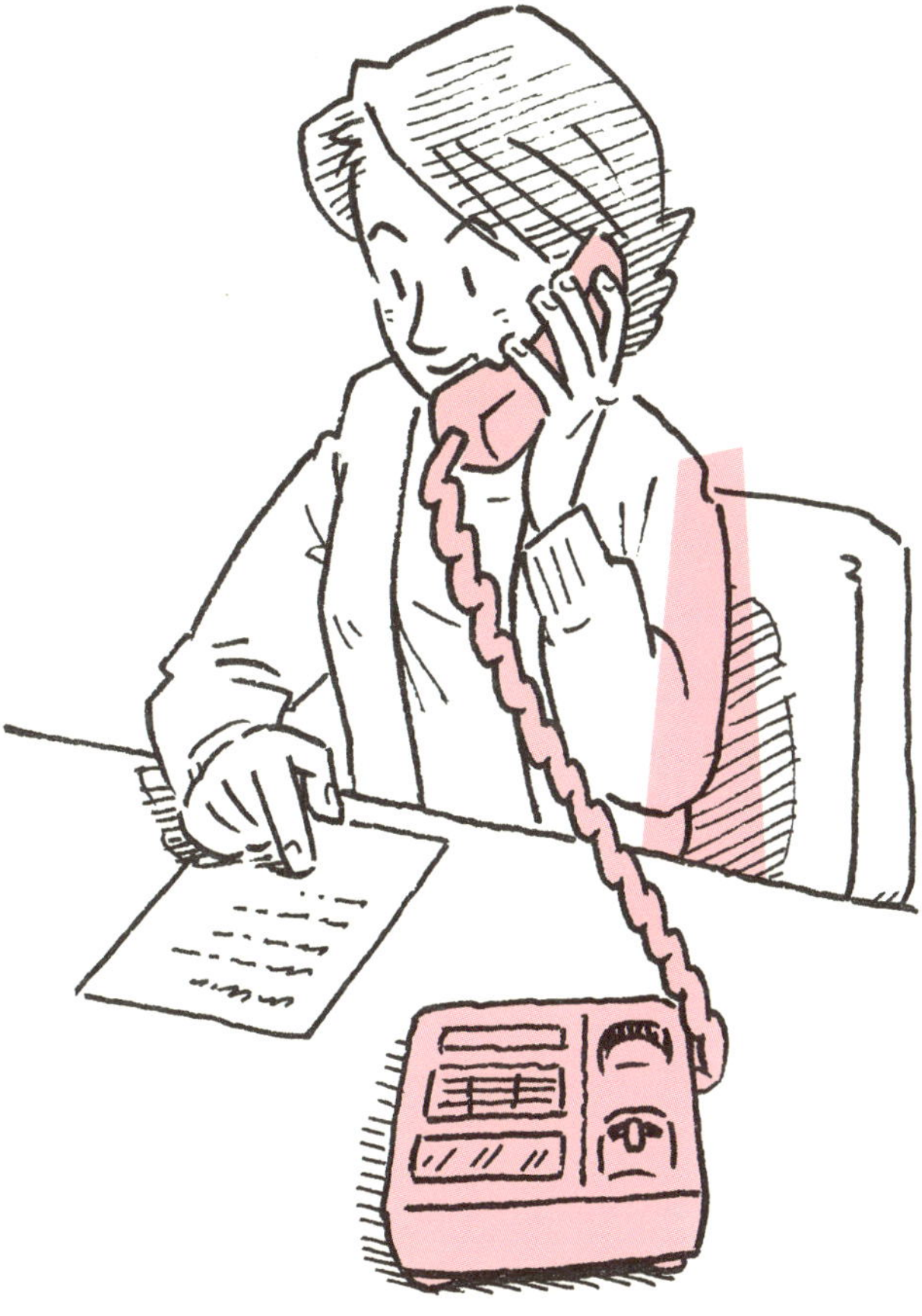

用件をまとめたメモを見ながら電話を！

30 予約電話を受けるときのポイント

①空いている日時を伝える

「いつがいいですか?」「あ、その日は予約でいっぱいです」などという要領の悪い予約の取り方は、双方の時間のムダです。空いている日時を伝え、選択権を患者さんにもってもらいます。

②予約の日時を必ず復唱する

予約を受けたら、必ず「○日、○曜日、○時、○○さんのご予約を確かにうけたまわりました」と復唱します。このとき、患者さんの名前を必ず入れます。そのことで、無断キャンセルを予防することができます。

③「お待ちしております」のひと言が無断キャンセルを防ぐ

事務的な応対に終始するのではなく、最後にひと言「お待ちしております」とやさしい声で伝えると、患者さんの印象が強くなり、無断キャンセルを防ぐことにつながります。そして、患者さんの年齢や症状により「気をつけてお越しください」と付け加えると、ベストな応対といえます。

正しい予約電話の受け方

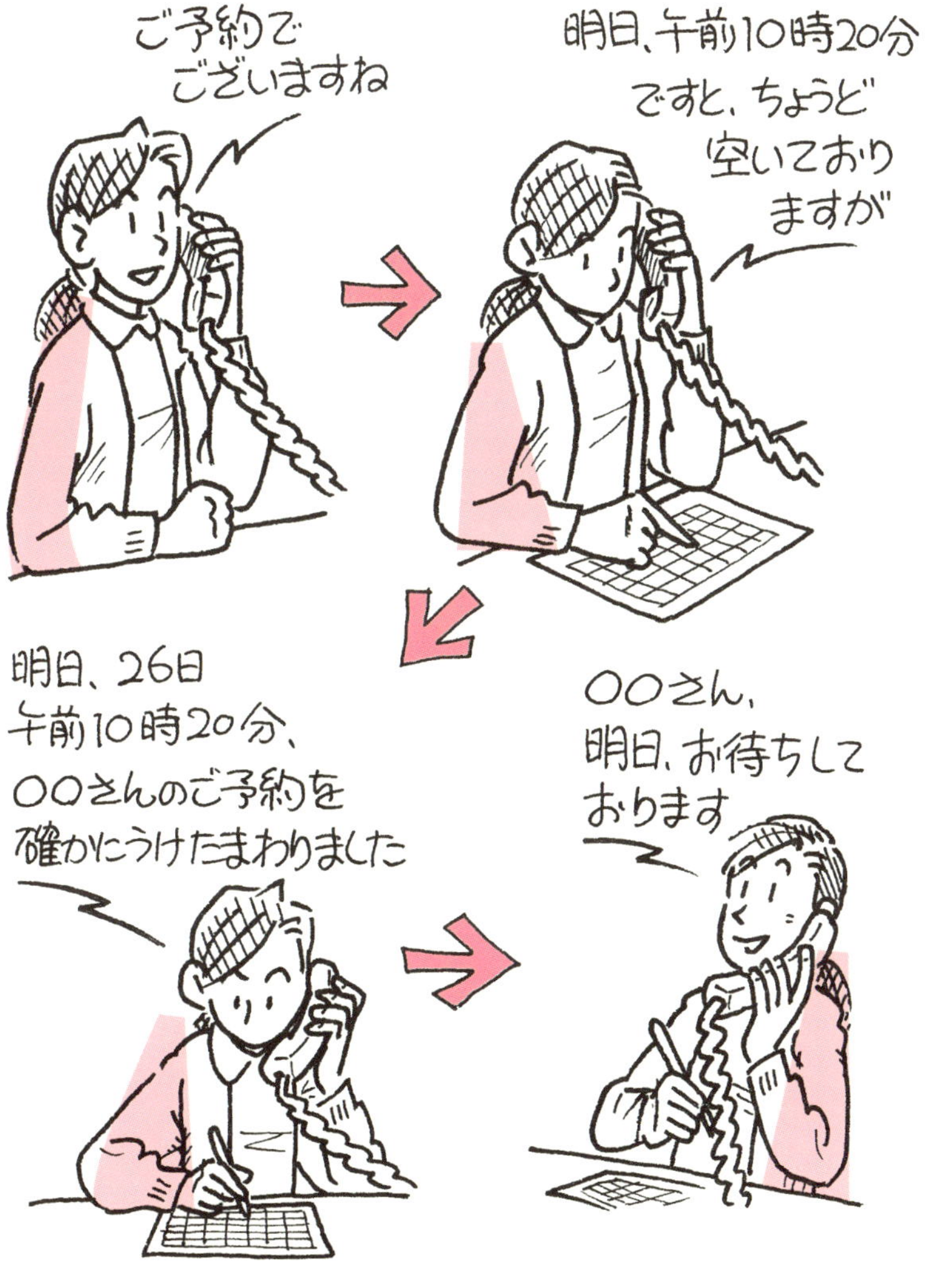
ご予約でございますね
明日、午前10時20分ですと、ちょうど空いておりますが
明日、26日午前10時20分、○○さんのご予約を確かにうけたまわりました
○○さん、明日、お待ちしております

31 クレーム電話への対応と留意点

①電話は相手の表情が見えないだけに細心の注意を！

目の前にいる患者さんからのクレームであれば、その表情から患者さんの訴えたいことや心理状態がある程度読めます。しかし、電話では患者さんの声だけが頼りです。それだけに、どこがどう具合が悪いのか、どんな不満があるのかを、慎重に聞き出さなければなりません。

②同じ話を何度もさせないように！

受付では答えられず、院長か担当者に代わるときは、できるだけ患者さんの話を整理して伝え、患者さんに同じ話をさせないようにします。それには、やはり「誰が」「どこが」「どのように」具合が悪いのかを、しっかりメモをしながら、患者さんの話を聞く習慣をつけることが大事です。

③クレーム対応の手順について院内でまとめておく

電話でのクレームは、受付でもついついあせったり、感情的になったりしがち。院内ミーティングでクレーム対応マニュアルなどをつくっておくと、理想的な対応ができます。

クレーム対応の手順

①クレームの内容をしっかり聞く
②迷惑をかけたことに対して、丁重なコトバで詫びる
③すぐに対応できる場合は解決策を提示する
④自分で対応できない場合は、院長先生や担当者に代わる
⑤すぐに解決策を提示できない場合は、改めて連絡することを伝える
⑥連絡をいただいたことに対して、感謝の気持ちを伝える
⑦院長先生や担当者に報告し、早急に改善の努力をする
⑧クレームの内容によっては、院長か担当者がお詫びに出向く

留意すべきこと

・クレーム電話だからといって、すぐ謝ってしまうのは危険。相手の話をしっかり聞いて、こちらに非があることがわかってから、丁重に謝罪する
・クレームを挑戦的に受け止め、感情的になったり、威丈高になったりせず、冷静になって話を聞く
・最後に「貴重なご意見をいただきありがとうございました」「お電話をいただきありがとうございました」と、感謝の気持ちを締めくくりの言葉とする

32 取り次ぎ電話の際の留意点

①「院長に代わってください」と頼まれたときは、名前を聞いてから

院長が診療中の場合は「あいにく、院長は診療中でございます」と応対します。また、診療外の場合で、相手が名乗らないときには「お名前をうけたまわります」「お名前をお聞かせ願えますか?」と、丁寧なコトバでたずねます。「院長ですね」と、名前も、用件も聞かずに、むやみに取り次いだりせず、取り次ぐ必要のある相手かどうかを判断してから取り次ぐことです。

②伝言を頼まれたら、必ず復唱をしよう

院長に対する伝言を頼まれたら、まずメモをとります。そして、相手の名前・連絡先・用件を復唱し、確実に院長に伝えます。なお、その際「○○が確かにうけたまわりました」と自分の名前を伝えると、相手も安心します。

③取り次ぐ場合は迅速に対応しよう

すぐに取り次げるときには「少々お待ちくださいませ」と伝えます。1分以上待たせる場合には、「こちらから折り返しお電話いたします」と告げます。

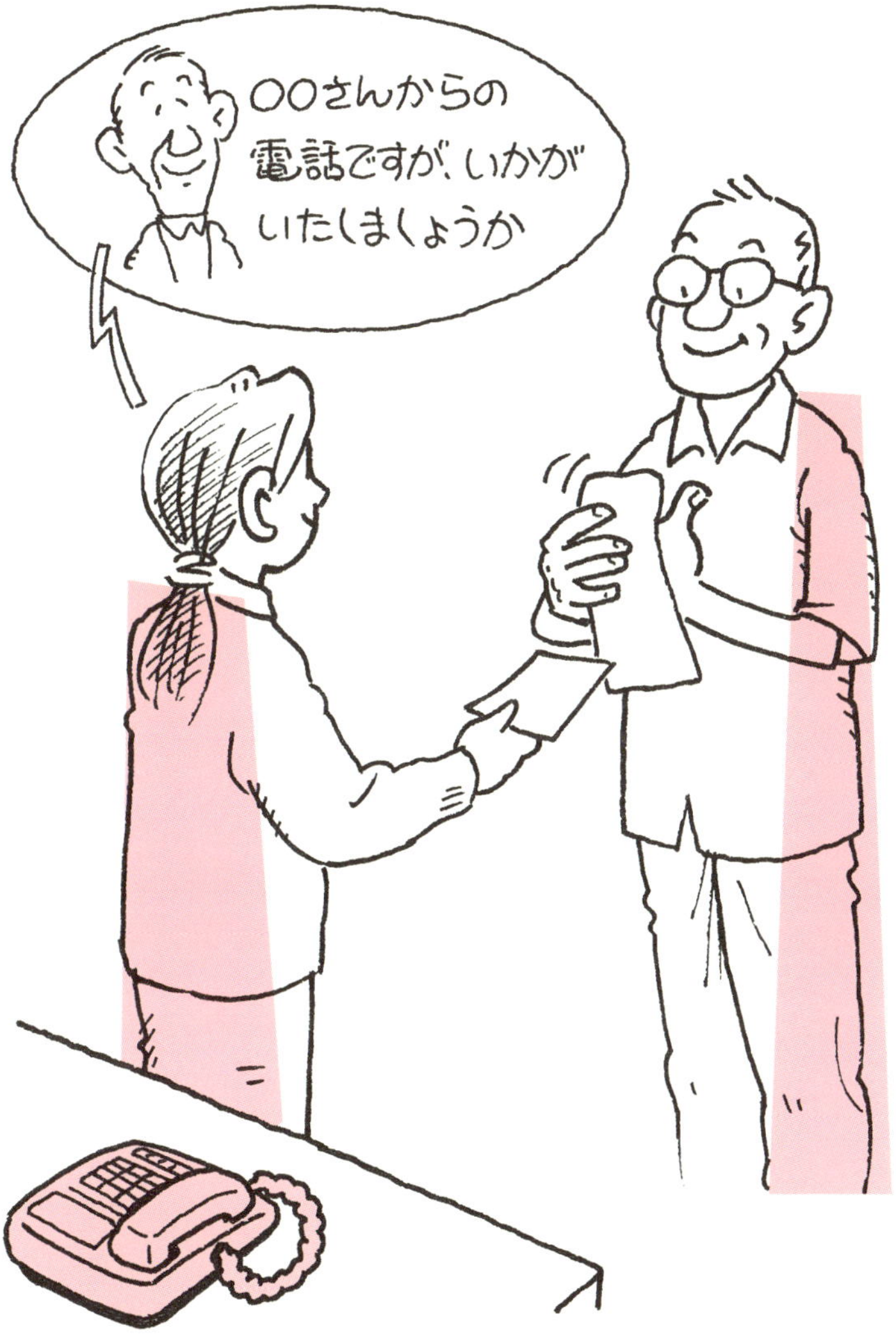
○○さんからの電話ですが、いかがいたしましょうか

診療中に電話を取り次ぐ際は、名前と用件をメモして渡す

33 手紙の書き方とマナー

①頭語と結語に気をつける

「拝啓」の場合は、結語は「敬具」、「前略」の場合は、結語は「草々」「早々」になります。「前略」ではじめたら、季節のあいさつは省きます。

②話しコトバよりも、丁寧な言葉を選ぶ

目上の人への改まった手紙の場合には、「おります」「いたします」などという謙譲語を使います。また、「ございます」という丁寧語を使います。そして、改まった雰囲気を出す改まり語を使います。

たとえば、今日→本日　去年→昨年　この間→先日　こんど→このたび……などと言い換えて使います。

③基本の形式に従えば安心！

頭語→時候のあいさつ→相手の健康を問う→本文→まとめの言葉→相手の健康を祈る→結語→日付→署名→相手の名前（タテ書きパターン）

という基本の形式にそって書くと失礼がありません。

手紙の頭語と結語の使い方

頭語の使い方	結語の使い方
★一般用	
拝啓（つつしんで申し上げます）	→ 敬具（うやまいしたためました）（女性の場合：かしこ）
★丁重な場合	
謹啓（つつしみうやまい申し上げます）	→ 謹白（つつしみうやまい申し上げました）
★前文を略すとき	
前略（前の文句をはぶきます）	→ 草々（とりいそぎ） 早々（とりあえず）
★返信用	
拝復（返信を差し上げます）	→ 敬具
★急ぎの場合	
急啓（急ぎ申し上げます）	→ 早々

★追って書き

追伸・追申（付け加えて申し上げます）

二伸（二つめの便りです）

34 リコールハガキの書き方と送り方

①文章の中に患者さんの名前を入れる

印刷されただけのリコールハガキが届いても、目を通さない患者さんも多いものです。案内の部分に患者さんの名前を織り込むと、患者さんの注意をひき、読んでもらいやすくなります。イラストなどの配置で親しみやすさを演出しましょう。

②手書きのコメントを入れると印象が深くなる

最近は、デパートなどからの案内でも、手書きのコメントが入っているハガキが多くなりました。印刷だけのハガキと、手書きのコメントが入っているハガキ、どちらが患者さんの心に届くかは明らかです。一人ひとりの患者さんに思いを馳せるひと言をそえることをおすすめします。

③治療の終了時に患者さんに宛名書きをしてもらうのも一方法

治療の終了時に、ハガキを渡し、その場で患者さんに宛名書きをしてもらうのもひとつの方法です。歯科医院側の手間も省けますし、印刷された宛名のハガキが届くよりも、自筆の宛名のほうが、患者さんも注意してそのハガキを手に取るからです。

定期健診のお知らせ

初春とはいえ、まだまだ厳しい寒さが続いております。お元気でお過ごしのことと存じます。

さて、○○様のその後のお口の具合はいかがでしょうか？終了時に下記の日時で定期健診のご予約を承っております。

1月17日（水）

16時30分（３ヵ月経過）

もしご都合が悪く変更される場合は、お気軽にご連絡ください。ご来院の際には、こちらのハガキと保険証・診察券をお持ちください。当日、ブラッシング指導も行いますので、いつもお使いの歯ブラシなどの清掃用具もお持ちください。当日歯ブラシをお持ちでない方には、当院で新しいものをお出ししますので、ご了承ください。

なお、当日の健診は当院１階にて行いますのでお間違えのないようにお越しください。

定期的に健診を受けて、いつまでも美味しくお食事をなさって下さい。

では、ご来院お待ちしております。

康本歯科クリニック

04-7134-○○○○

１Ｆ　予防歯科センター

04-7135-○○○○

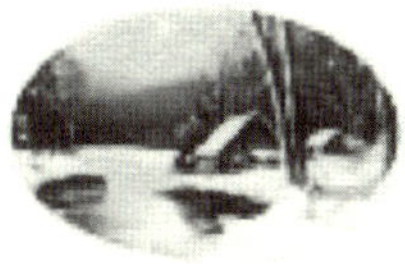

35 メールを送るときのマナー

①返事は遅くとも48時間以内に送る

問い合わせのメール、お礼のメールが届いたら、24時間以内に返事を書きます。遅くとも48時間以内には、必ず返事を書きましょう。

②必ず推敲《すいこう》をしてから送る

メールで一番怖いのは、誤解を招く表現をしてしまうことです。文章がラフになりがちですので、その点にも気をつけ、要領を得た文章を書くこと。作成したら、「送信」する前に必ず見直し・確認してから送信しましょう。

③宛名はフルネームで書く

メールでは最初に宛名を入れますが、ＰＣのアドレスを家族で共有している人も多いので、フルネームで宛名を書きます。

④宛名の後にすぐに名乗る

はじめてメールを送る場合には、最初に「○○歯科医院の○○と申します」とフルネームで名乗ります。また、最後には必ず署名と自分側のアドレスを入れましょう。

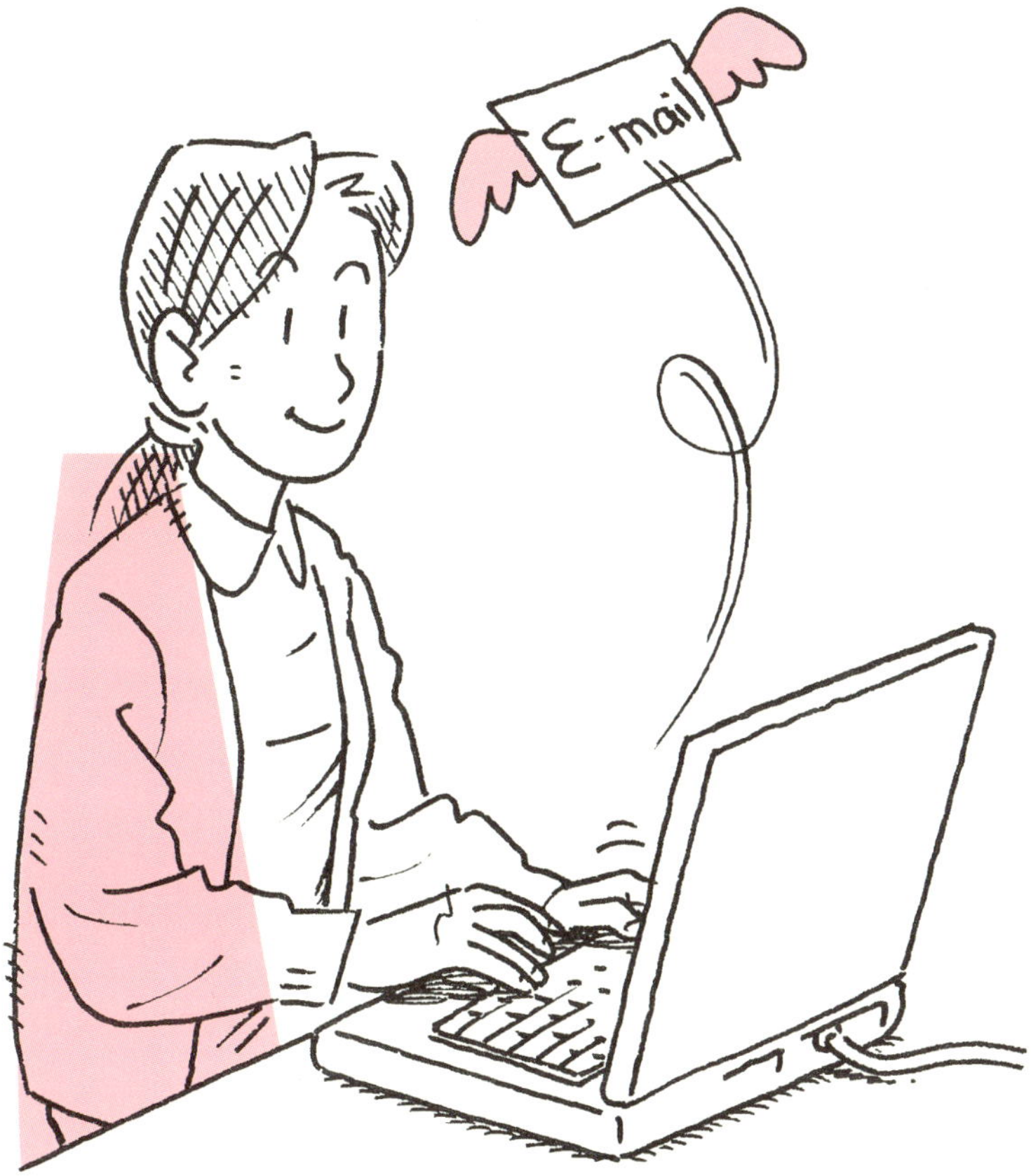

問い合わせのメールには 24 時間以内に返事を！
遅くとも 48 時間以内には必ず返事を出そう！

MEMO

第5章

スタッフの仕事と役割

康本歯科クリニックスタッフ
加藤　彩／平田絵里／田村知子
青木加奈／尾崎裕子

36 歯科医療はチームプレイ

①周りのスタッフに感謝しよう！

今、自分自身がその業務に専念できているのは、周りのスタッフが他の部分を行ってくれているから――その点を十分に理解し、感謝することがスタートです。

②自分の業務以外にも目を向けよう！

職種が違う人たちに目を向けると、自分の仕事だけが大変で、忙しいわけではないことがわかります。そこに気づけば、お互いに尊重し合える、いいチームがつくれるはずです。

③みんなが意見をいえる場、いえる人をつくる

困ったとき、不安に思ったときに発言できる場、聞いてくれる人がいると安心です。ベテランスタッフはそういった点にも心配りが必要です。

④院内カルテを作成し、活用する

患者さんを、いつも同じ歯科医師・スタッフが担当できるわけではありません。担当制であったとしても、他の人が読んで患者さんの情報がわかるように、細かいことまで記入をしておきましょう。みんなで共有することで、質の高い医療サービスにつながります。

ミーティングの時間をもとう

医院の方向性をみんなが理解していなければ、患者さんにもバラバラな対応となってしまいます。

医院・院長の考え方、各職種の役割などは、新・旧スタッフともに、同じ理解をしていなければいいチームづくりはできません。

院長先生の考え方を共有しましょう。

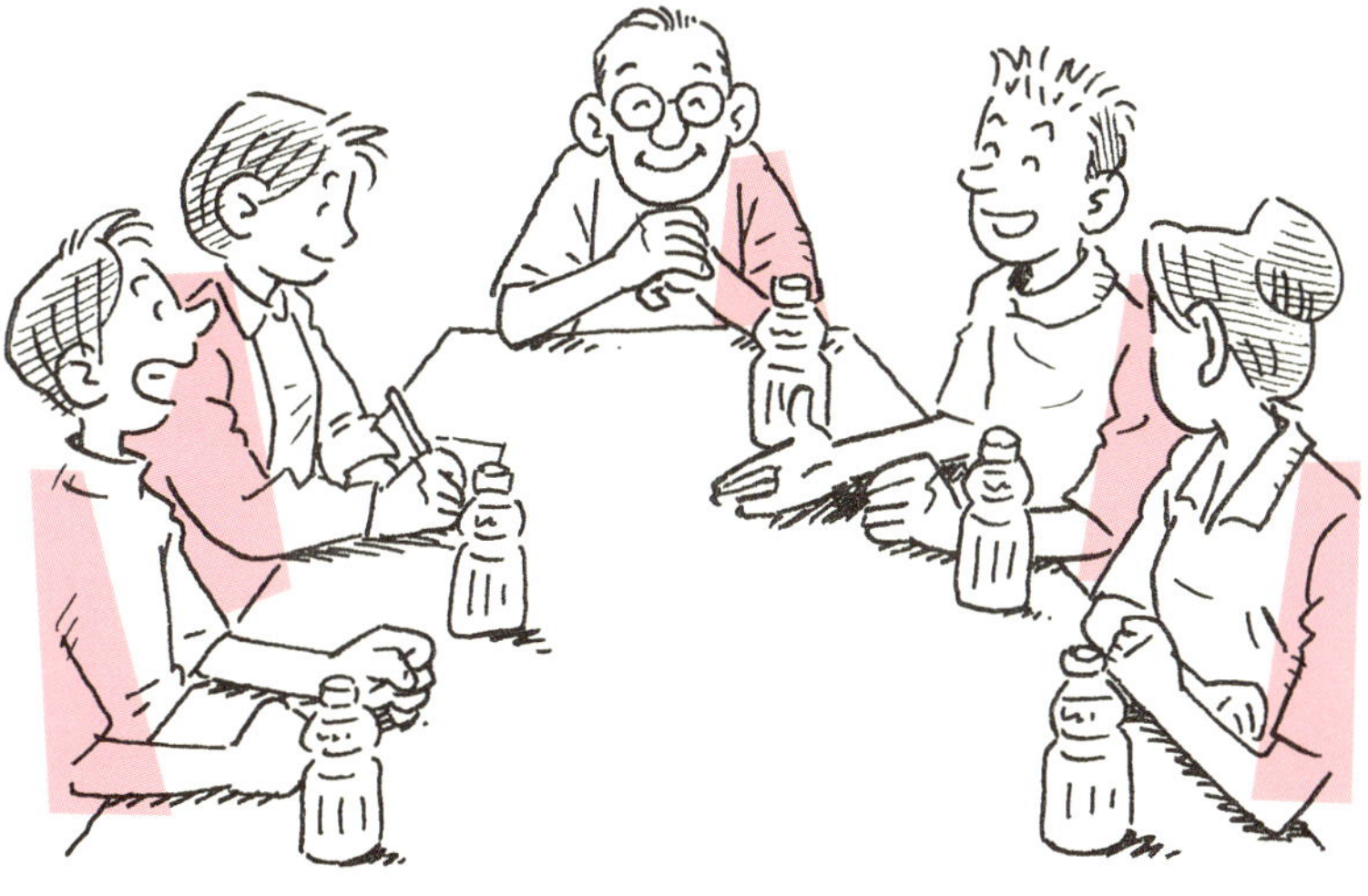

37 歯科衛生士の仕事と役割

①診療補助を行う

診療の流れを頭に入れて、歯科医師がスムーズに診療ができるように、アシスタントワークを行います。

診療前に患者さんの全身の健康状態や口腔内の変化を聞き取り、歯科医師に正しく伝達することも大切です。また、治療内容や治療方針を正確に把握して、わかりやすく患者さんに説明できるようにしましょう。

②予防処置を行う

「むし歯予防」「歯周病の予防」が二大業務です。むし歯や歯周病の原因となる歯垢や歯石を、器具を使って除去します。また、むし歯予防のために、歯の表面へ「フッ素塗布」や「予防充填（シーラント）」を行います。いずれも、歯科医師と歯科衛生士にしかできない仕事です。

③保健指導を行う

患者さんの口腔内や、生活背景にあわせた「ブラッシング指導」「食生活指導」「生活習慣指導」を行うことです。これらを行うためには、患者さんと良好なコミュニケーションを築くことが大切です。まずは、気軽に話しかけやすい雰囲気をつくり、患者さんの話に耳を傾けることから始めてみましょう。

④治療方針の立案と提案をする

診査資料をもとに、歯科医師とチームを組み、「どのように治療していくべきか」治療計画を立案し、患者さんと十分な話し合いを行った上、治療計画を決めていきます。患者さんが十分理解した上で、治療のゴール（どうなりたいか）を明確にしてから、治療を開始します。

⑤歯科衛生士カルテを管理する

記録することで、今までの治療内容、患者さんの状態や変化を把握することができます。スタッフの誰が見ても、共有することができる大切な資料となります。担当変更の際は、スムーズに引き継ぐことができます。

⑥健康づくりのサポート役となる

より健康な口腔内を目指すためには、患者さん自身に主体となってもらうことが重要です。むし歯や歯周病は、歯磨き不足だけではなく、生活習慣や健康状態によっても左右されます。行動や習慣の問題点に、患者さん自身が気づき、改善していくために、専門的な立場でサポート・助言をします。患者さんの身近な相談役になりましょう。

38 歯科助手の仕事と役割

①歯科助手の医院内の役割を把握しよう！

歯科助手の役割は、歯科医師の診療介助です。診療の手順をよく理解し、介助のスキルを高めることが大事です。仕事はそれだけではありません。実際は、忙しい歯科医師に代わって、患者さんとのコミュニケーションを深めることも大切な役割のひとつです。

②患者さんのコトバに耳を傾けよう！

患者さんの訴えをしっかり聞き、歯科医師に正確に伝えること。患者さんの中には、歯科医師には話しにくいが、スタッフには話しやすいという方もいます。

③患者さんのニーズを聞き出そう！

患者さんの不安などをうかがったら、そのままにせず、それをどうしたいのか、どうなりたいのか、患者さん自身の気持ちを明確に引き出しましょう。

④患者さんの不安な気持ちを乗り越えさせるサポートをしよう！

治療には不安や痛みもともないます。そういった処置のあとの口腔内（ゴール・治療後の審美性・機能性）をイメージできるような声かけも必要です。

歯科医師に言えない・聞けないことがないか確認をする

治療後や歯科医師の説明の後に「不明な点はございませんか？」と直にうかがいましょう。また、「何かございましたら、いつでも私にお尋ねください」と自信をもっていえるだけの知識を身につけておきましょう。

歯科医師がスムーズに、ストレスなく治療ができるよう！

歯科医師が治療に専念できるようなアシストワークがあれば、ムダな時間もなく、効率よく治療がすすみます。歯科医師はもちろん、患者さんも快適に治療が受けられるようにしたいものです。

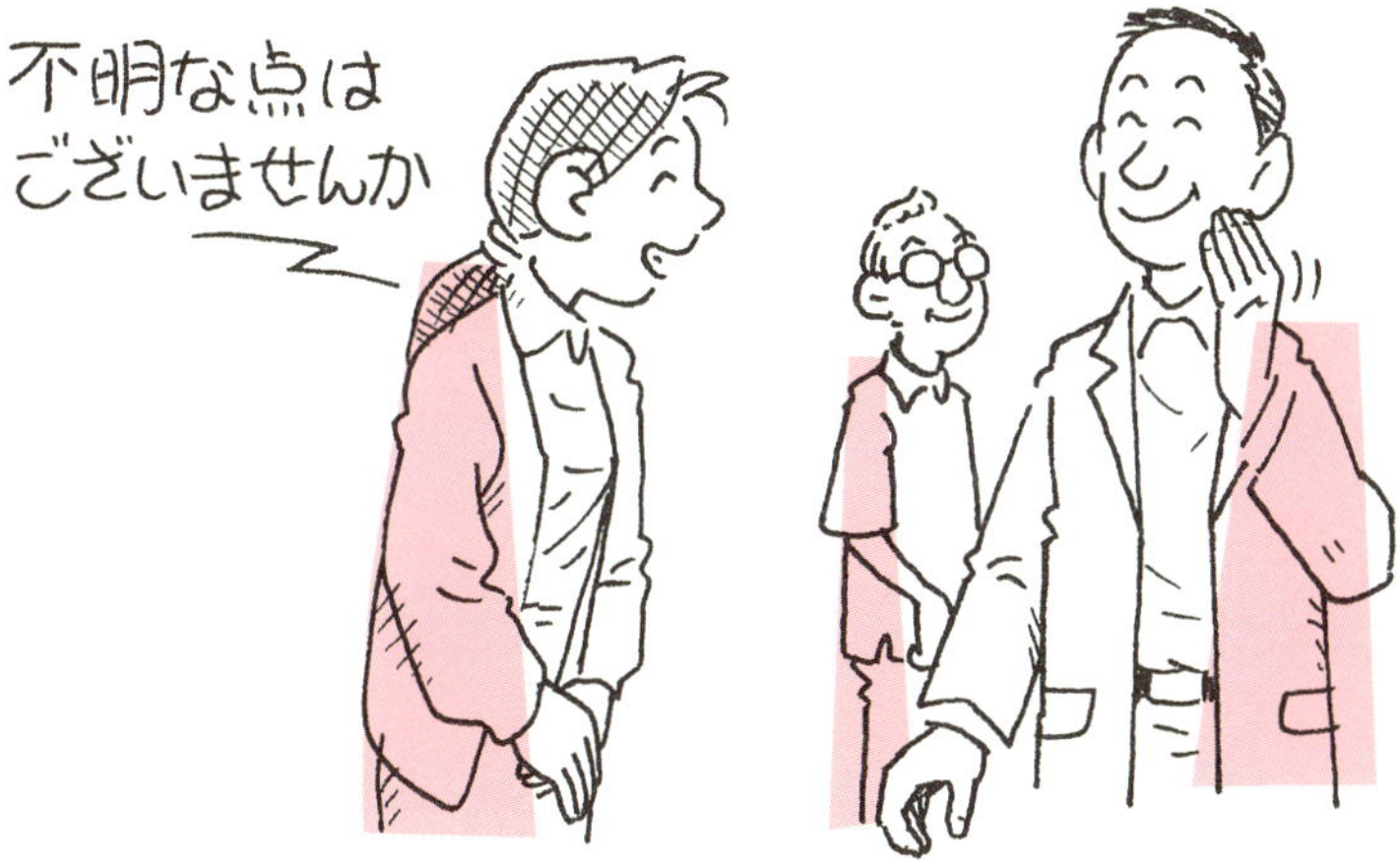

39 受付・事務の仕事と役割

①受付は医院全体の司令塔！

受付では、今どこで、どの歯科医師が、どの患者さんに、何の診察をしているかなどの医院全体の動きを把握することがポイントです。急患などにも、医院全体の動きを把握していれば、臨機応変な対応が可能になります。

②「医院の顔」という意識をもって！

一般的なマナーができているのは当たり前。患者さんへの対応は常に明るく、丁寧かつ迅速に行います。患者さんの期待を先取りできれば、ベストな対応です。

③心のこもった対応を！

マニュアル的なサービスの提供では、患者さんの満足は得られません。患者さんの希望・言いたいことを心から理解しようという姿勢を、聴く耳と態度で表しましょう。患者さんのことを思って対応すると、その気持ちが必ず相手にも伝わります。患者さんの訴えを親身に聴くためには、まずその人の立場になることが大事。ミラーリングをして共感度を高め、患者さんからの信頼を得ることです。

常に患者さんが最優先！

院長先生に頼まれている事務作業をしている途中であっても、患者さんが来院されたり、電話があったら、まずその手を止め、患者さんに向き合うこと。“ながら”の対応では、患者さんは自分のことを大切にされていないと感じてしまいます。

患者さんの名前と顔を早く覚えよう

ただ「こんにちは」といわれるより、「○○さん、こんにちは」と名前をいわれたり、前回の治療の経過を伺うような声をかけたほうが、患者さんは「あっ、私のこと覚えてくれたんだ」とうれしく思うはずです。自分がされてうれしいことを、患者さんにもして差し上げましょう。

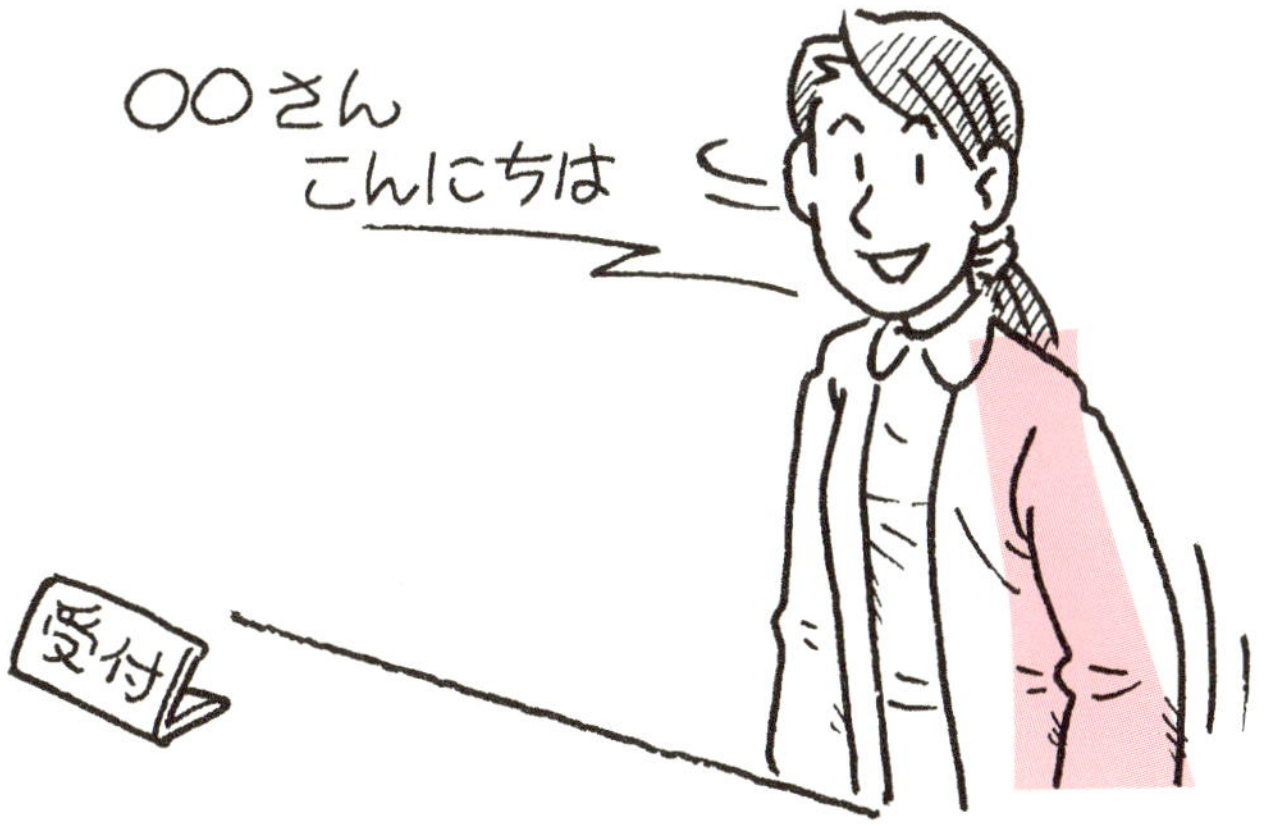

40 器材の準備と扱い方

①使う直前に器具を出そう

いつも出しっぱなしのバーセットなどは、見るだけでちゃんと消毒されているのかしら？　と、患者さんでなくとも気になり、不安になります。滅菌のできるものはすべて個別包装をして、使う直前に開けるようにしましょう。患者さんはチェアサイドをよく見ているものです。

②その処置には何が必要か？　瞬時にわかるようにする

これから行う処置に何が使われるのか？　それを理解するには、まず術式をしっかり把握することが大事。その処置はどういう流れなのかが理解できていれば、必要な器具・器材が処置の順番にそって準備できるはずです。

③戻す位置を決めておく

使い終わった器具をしまう場所をいつも決めておくことです。そうすると、だれであっても、必要な時に必要な器具がサッと取りにいける、出せるようになり、タイムロスを防ぐことができます。

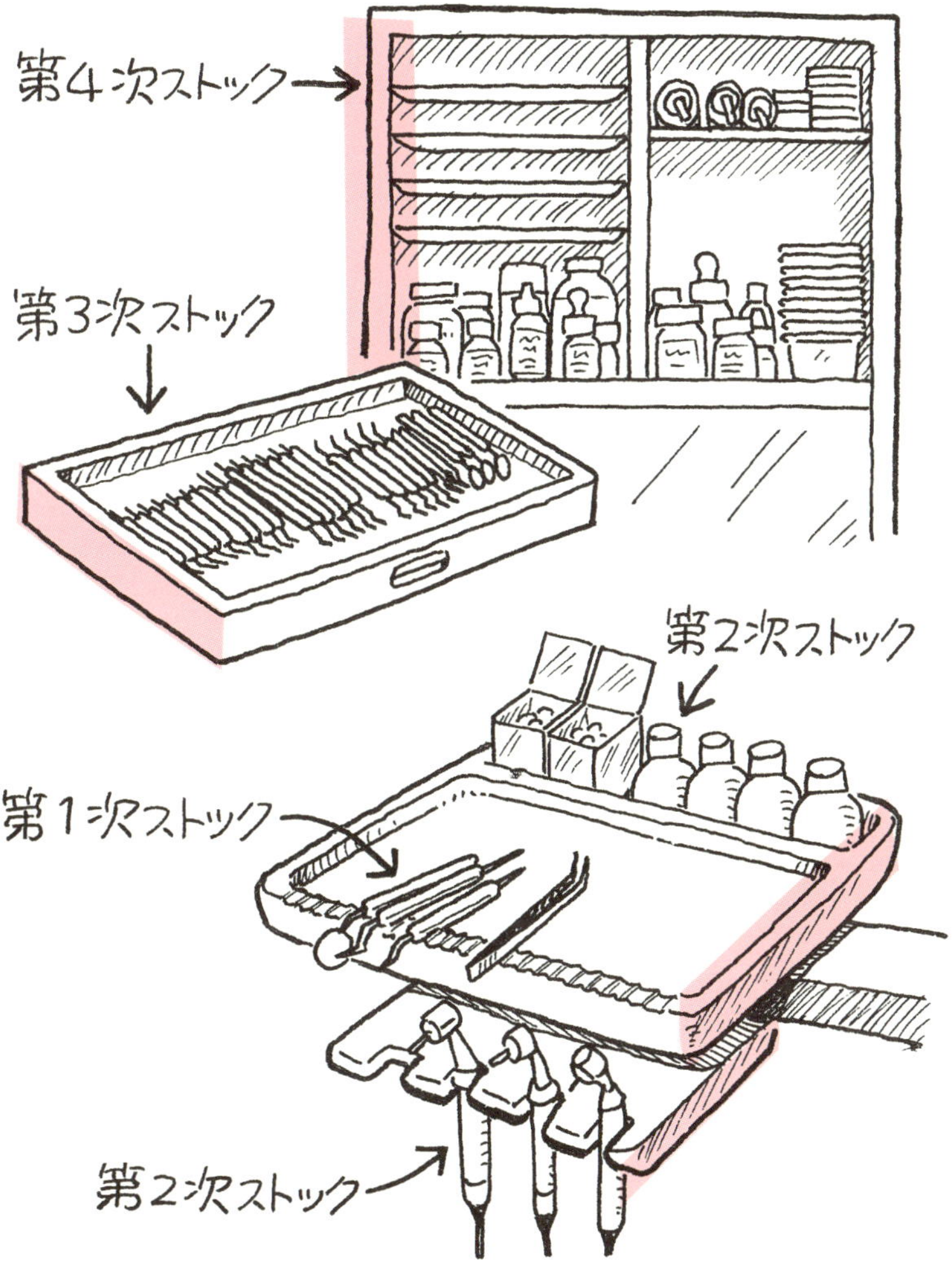

医院のルールに従って器材を準備し、所定の位置に戻す！

41 器材の管理と発注のしかた

①治療ごとの保管棚をつくる（場所を決める）

あちこちバラバラになっていると、発注の漏れや、ダブル発注の原因になります。

②最低在庫数を決め、タグをつける

使用頻度が高いものについては、在庫を複数にし、最低在庫数でタグ付の輪ゴムなどでとめると便利です。タグには、メーカー名・商品名の他に、発注先の業者名、納入価格を記載しておきます。

③最低在庫数を下回ったら発注ボックスにタグを入れる

最低在庫数を下回る際には、商品にタグがついているので、その商品を空けたら発注のタイミングと理解し、そのタグを発注ボックスに入れます。発注ボックスに入っているタグのとおりに、業者さんの発注ノートに記載します。記載したら、タグを発注済みボックスに入れます。発注ボックスを確認する曜日を決めておくとよいでしょう。

④納品があったらタグをつけて、決められた場所へ戻そう

商品が届いたら、発注済みボックスの中にあるタグをつけて、改めて棚に戻します。

発注システムを全員で確認しよう

こうした発注システムは、全員の共通理解が前提ですから、みんなでシステムどおりにルールを守って、実施することが重要です。

業者さんが複数の場合は、全部の会社に納入価格を確認しよう

業者さんによって、同じ商品でも価格が違うケースがあります。面倒でも各社の価格を、一度確認をしてみましょう。コスト削減につながります。

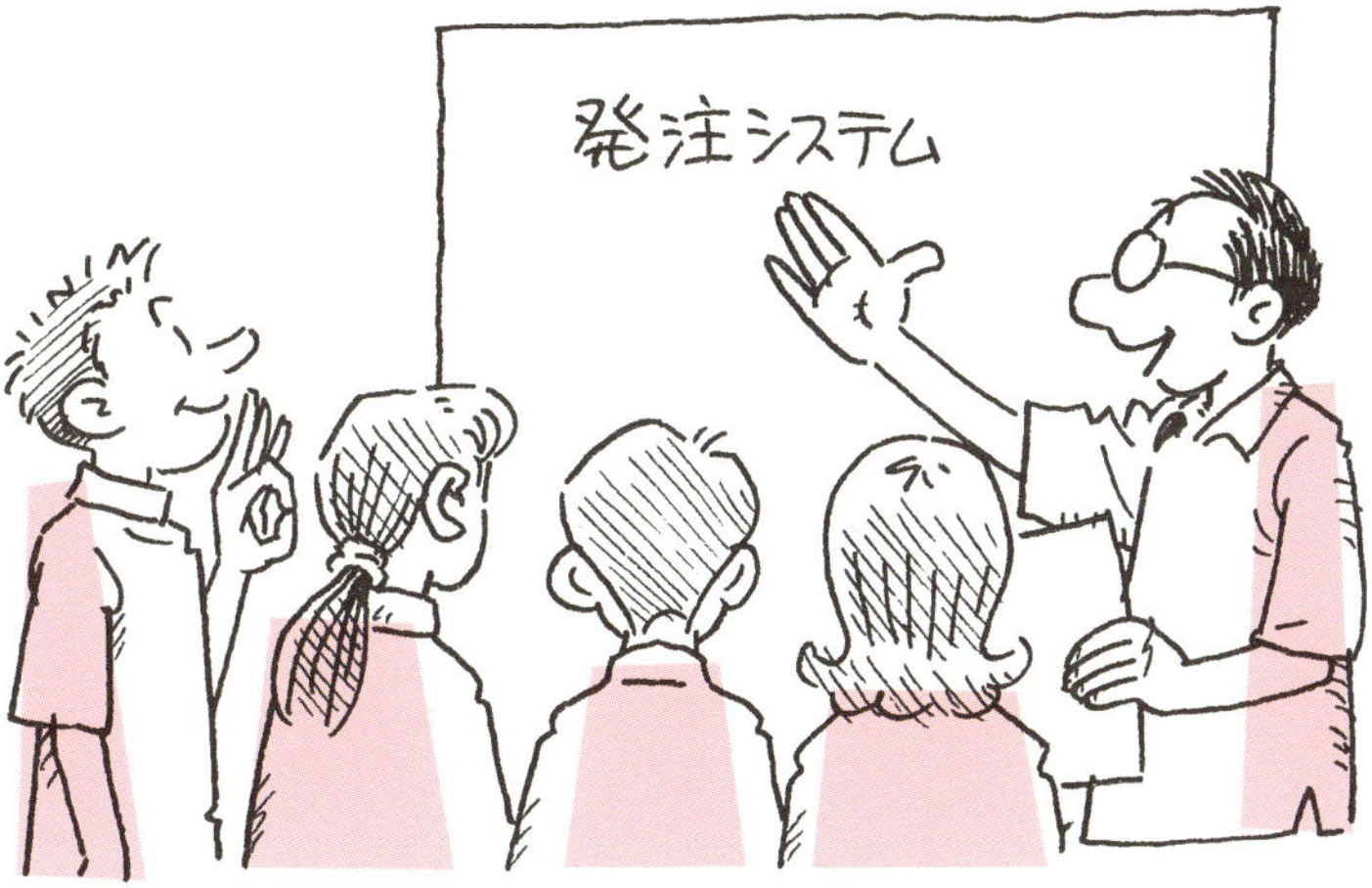

42 廃棄物の処理のしかた

①医療廃棄物は専門業者へ

血液のついたものや麻酔針などは、必ず決まった業者へ出しましょう。専用容器を使い、容器ごとに回収してもらいます。

②紙などの一般ゴミは、産業廃棄物業者へ

スタッフのお弁当のゴミなど、生ゴミ・紙ゴミ・プラスチックゴミなども、決まった曜日に取りにきてくれる業者へ依頼します。歯科医院は、本来事業所扱いとなりますので、地域のゴミとは一緒にできません。

③分別などのマナーを守ろう

医療関係者として、環境やリサイクルには積極的に協力することが大事です。

④近隣から後ろ指を指されないように！

ゴミの処理は、とりわけ近所の目がうるさいものです。「あの歯科医院は、一般ゴミとしてこっそり出している」などという噂が生じただけで、歯科医院の評判はがた落ちとなります。

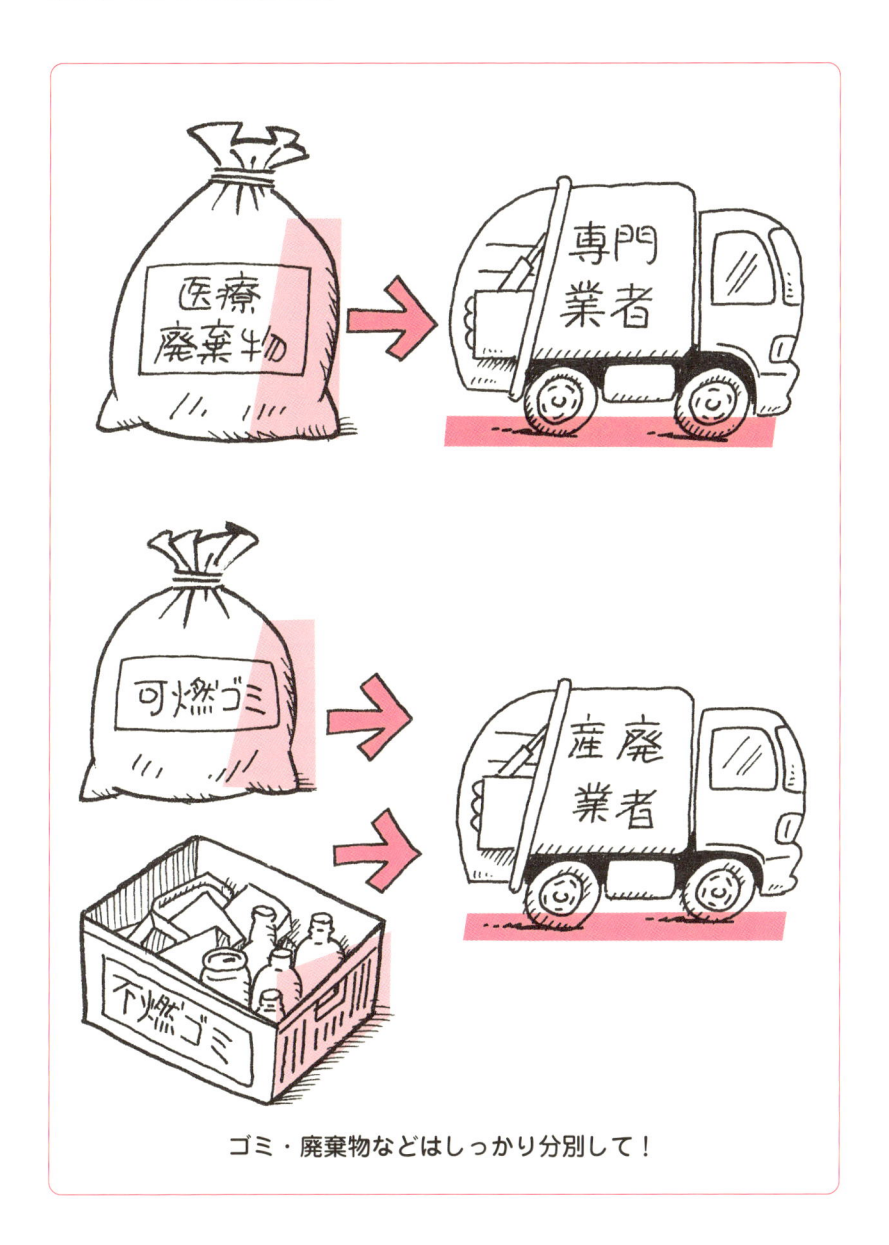

ゴミ・廃棄物などはしっかり分別して！

43 個人情報の管理・扱いは慎重に！

①個人情報管理のルールを決めよう

保険証を毎月確認する際、確認したらその場でお返しするのか？　それとも会計時までこちらでお預かりするのか？　きちんと決まりをつくりましょう（Ｐ24参照）。

②シュレッダーを活用して処分を！

名前の載っている書類などは、すべてシュレッダーを使って、しっかり処分しなければなりません。患者さんの情報が入っているＣＤ―Ｒなども、再生できないように、壊して処分します。不要になった書類も、古いフロッピーやＣＤ―Ｒも、そのままゴミとして業者に出さないようにしましょう。そうしたことが、個人情報の漏えいにつながり、損害賠償の対象にもなりかねません。

③話の内容によっては個室を使う

金額のご説明や入れ歯など、人に聞かれたくないような内容の話の際には、チェアサイドや受付ではなく、個室などを利用して説明を行いましょう。こうしたことも、患者さんのプライバシー保護の一つです。

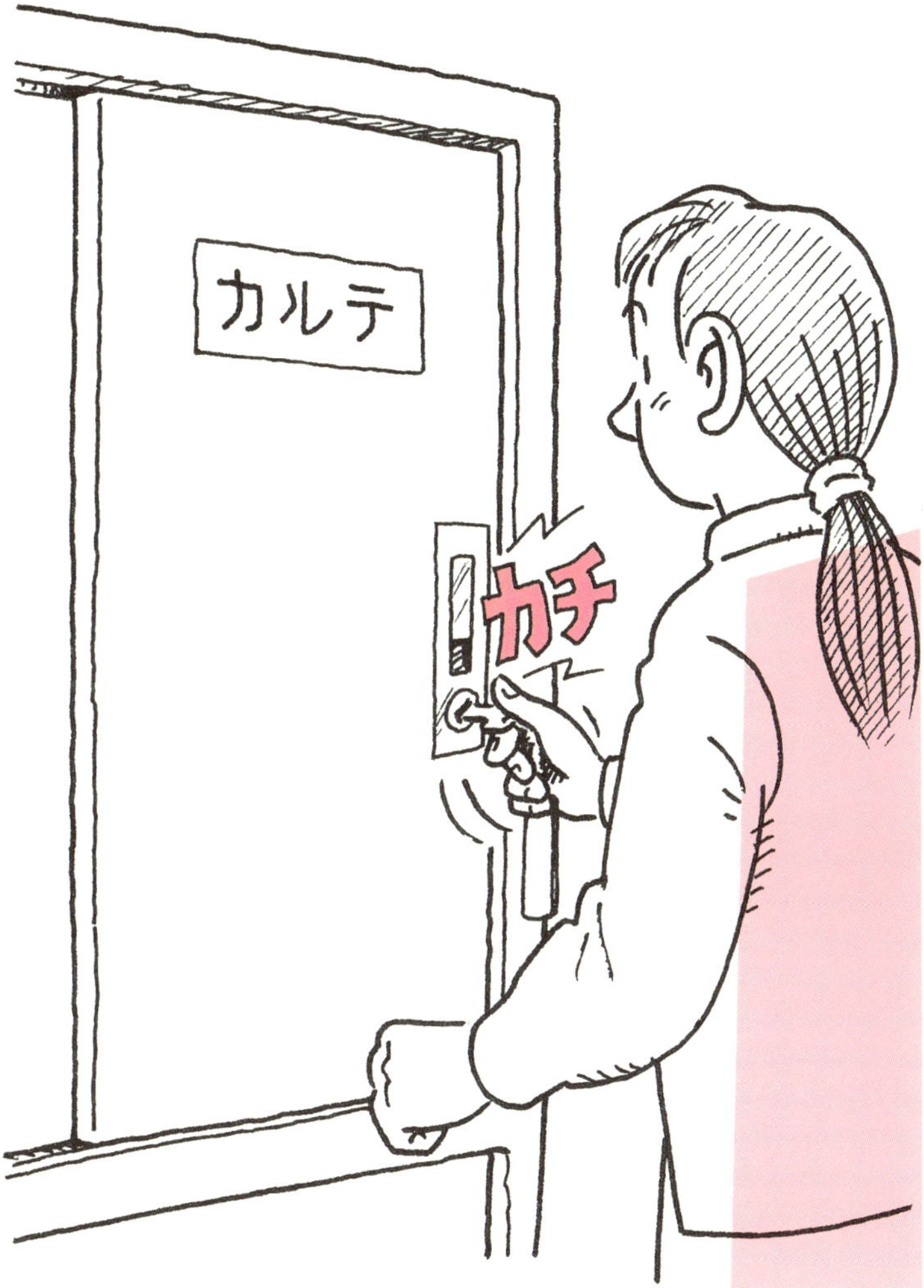

カルテはしっかり保管棚にカギをかけて

44 ミーティングに参加するときの心構え

①医院のビジョンを意識しよう

院内ミーティングが円滑に機能するには「医院の方針」と「ミーティングの目的」を明確にすることが重要。医院のビジョン、院長のビジョンを理解することが第一歩です。

②チームの役割を把握しよう

参加する前に、患者さんにより良い医療サービスを提供するために、それぞれのチームでやるべきこと、自分にできることは何かを考えるとよいでしょう。そのために、知識や技術を高め、日頃の診療に生かせるようにすることが大事です。

③より効率よく診療をすすめるために！

日頃の診療で起きたトラブルや改善点などについて討論するときは、ミーティング時間内にまとめられるように、テーマをあらかじめ決めておくことが重要です。

④検討会を開こう

口腔内写真・レントゲン・問診表を用い、患者さんの情報や治療内容をスタッフで共有しましょう。治療を円滑に行い、患者さんとのコミュニケーションに役立ちます。

ミーティングに参加する際の心構え

①ミーティングは、ただ参加するだけでは意味がない。積極的な姿勢で参加し、司会者・主催者に協力していこう。

★

②遅刻は厳禁。時間にはミーティング会場にいること。ミーティング時間は事前に決まっているもの。仕事の調整ができないようでは、あなたの能力が疑われる。

★

③ミーティング前に配布された資料があったら、必ず目を通しておき、疑問点・意見などがあったら、まとめておこう。

★

④ミーティングのテーマに関して、必要と思えるものについては下調べをしておくこと。意見・情報にも根拠が必要。思いつき発言では、ミーティングが混乱するもと。時間がもったいない。

★

⑤ミーティング中の電話や急な用件の処理方法を決めておくこと。参加しない人にそのしわ寄せがいかないように心がけよう。

★

⑥ミーティングの結論が、自分の意にそわないものであっても、出席者の総意で決めたこと。結論には快く従おう。

45 研修会・講習会に参加するときの心構え

①講習会に行く目的を明確にする

せっかく高いお金と時間を費やして、講習会に参加するわけですから、知識やスキルをしっかり自分のものにしましょう。そのためにも、参加目的をはっきりさせて臨むことが大事です。事前に、歯科医師や先輩歯科衛生士から「どうしてこの講習会をすすめたか」「どう臨床に生かしてほしいのか」などの意見を聞いてみることです。

②何を学び、どのように診療に生かしたいか？

この点を明確にすることは、講習会や研修会などの時間を有効なものにするための大事なポイントです。参加する講習会が決まったら、その内容について、事前に歯科関連の雑誌で情報収集して、講習会内容を予習しておきましょう。反復して学ぶことは、自分の頭の中にもしっかり入ります。

③スキルアップのための講習会に参加するときは……

これは臨床で生かすことが目標です。実際に、臨床でスキル的に不足している点（たとえば歯石が取れない↓どの器具を使用してどの部位の歯石を取ることが苦手など）を明確にし、メモをしてインストラクターに質問しやすいようにしておきましょう。インストラクターも、このように苦手な点を明確にして質問されると、アドバイスしやすくなり、それだけ得るものが大きくなります。

④講習会後は必ずレポートを提出する

講習会で得たスキルや知識を、医院にフィードバックするためにもレポートを書くことです。内容やスキルを振り返ることによって、さらに自分の経験の引き出しにそれらを追加することができます。その上、歯科医師や他のスタッフに学んだことを口頭で報告することで、再度知識を自分のものにすることができます。

⑤講習会は、他院の歯科衛生士との交流・情報交換の場！

ぜひ一緒に参加している他院の歯科衛生士さんとコミュニケーションをとりましょう。どんな点がよかったか、臨床に役立てられるかなど、情報交換することで、自分の気がつかなかったことが指摘されたりします。

講習会の内容以外でも、他の医院での取り組みや工夫など参考になる情報があるはずです。院内情報の交換をしましょう。

⑥名刺を忘れずにもっていくこと！

研修後は名刺を用意して、情報交換などのために、他の医院のスタッフと連絡をとれるようにしたいものです。

MEMO

第6章

医療人生を豊かにする自己啓発のすすめ

康本　征史

46

医院の数字に強くなる

①医業収入ってなに？

歯科医院では、患者さんを治療しその対価（治療費）をいただきます。治療費は、患者さんが窓口で支払う代金（一部負担金）と診療報酬明細書（レセプト）で支払基金に請求する代金があります。医業収入とは、医業（治療や歯ブラシの販売）で得た収入のことです。

②経費ってなに？

電気代や水道代に始まり、人件費や材料代、技工料などさまざまな支払があり、それを経費といいます。歯科医院を動かしていくのに必要なお金のことです。経費が医業収入よりも多ければ赤字ということになり、支払えないものが出てきます。

③利益ってなに？

医業収入から経費を差し引いた残りの金額です。この中から院長先生の生活費や借入金の返済などが行われます。また、利益の一部を貯蓄に回し、10年後のリニューアルや新規機材の購入費に当てたりします。他にも、あなたの給料を増やしたり、研修会に参加したりなど人材教育にも使われます。利益が出なければ、医院を続けていけないのです。

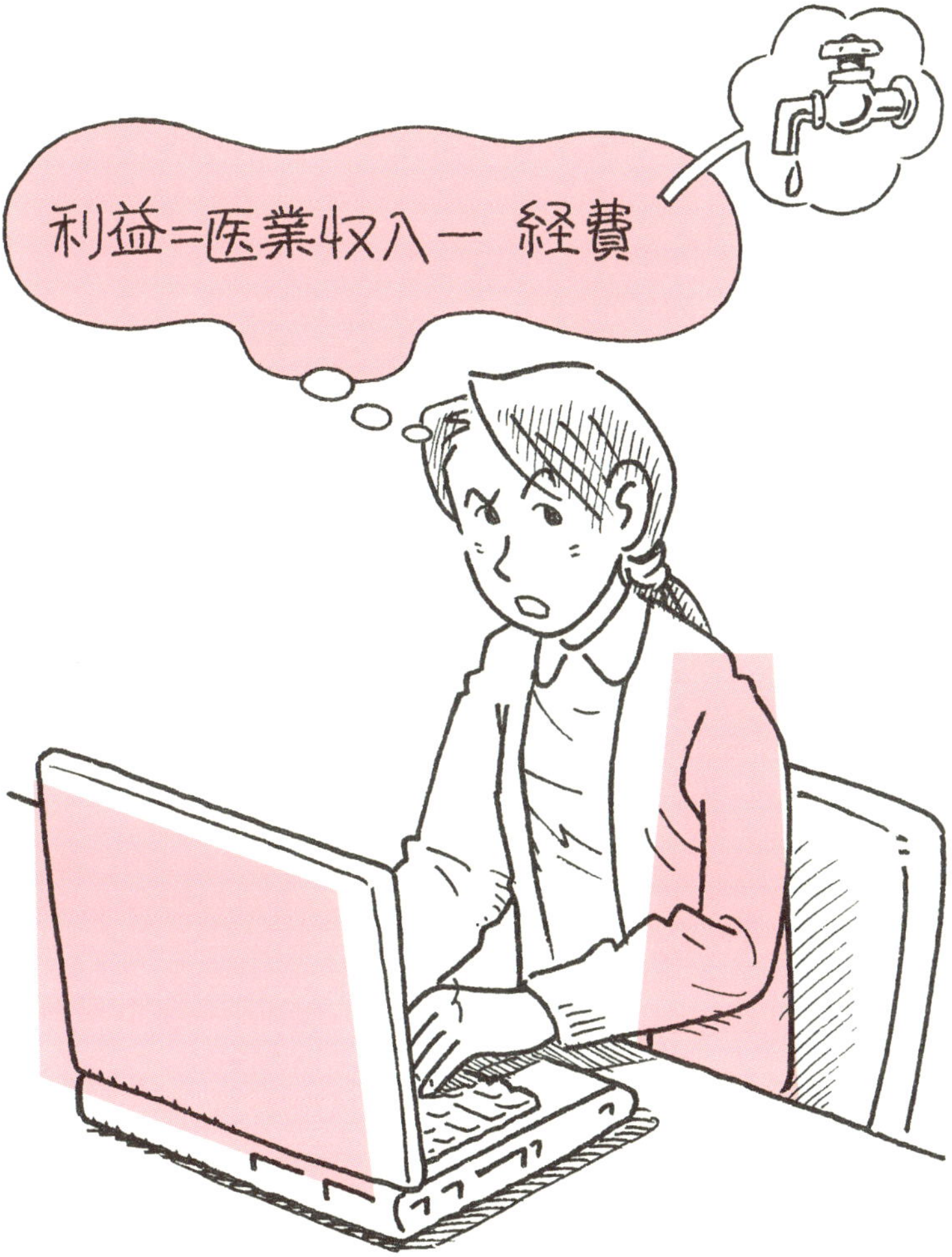

ムダな経費がかからないように、
節水などあなたができることをやりましょう。

47 幅広い知識を身につけよう

①コミュニケーションが得意になる！

患者さんは、2歳ぐらいの乳幼児から80歳以上の老人まで、ありとあらゆる年齢の方が来院します。そのため、それぞれにあった話題でコミュニケーションができなければなりません。いろいろな人たちの経験を通じた話題に応えられるよう幅広い知識が必要です。

②新聞・ニュースなどの情報源を利用する

年齢だけでなく、学生・会社員・主婦など、いろいろな人たちが来院しますので、日頃からニュース番組や新聞などで、旬の情報を手に入れましょう。また、地域における季節ごとのイベント情報（運動会やお祭りなど）も知っておくことです。

③人生経験を積む

旅行や読書、恋愛や結婚など、あなたもどんどん人生経験を増やしていってください。もしかしたら、患者さんから相談されることもあるかもしれません。あなたの人間としての魅力が、患者さんから求められています。2年経ち、3年経つと、後輩も出てくるでしょう。先輩としての助言も求められるようになります。

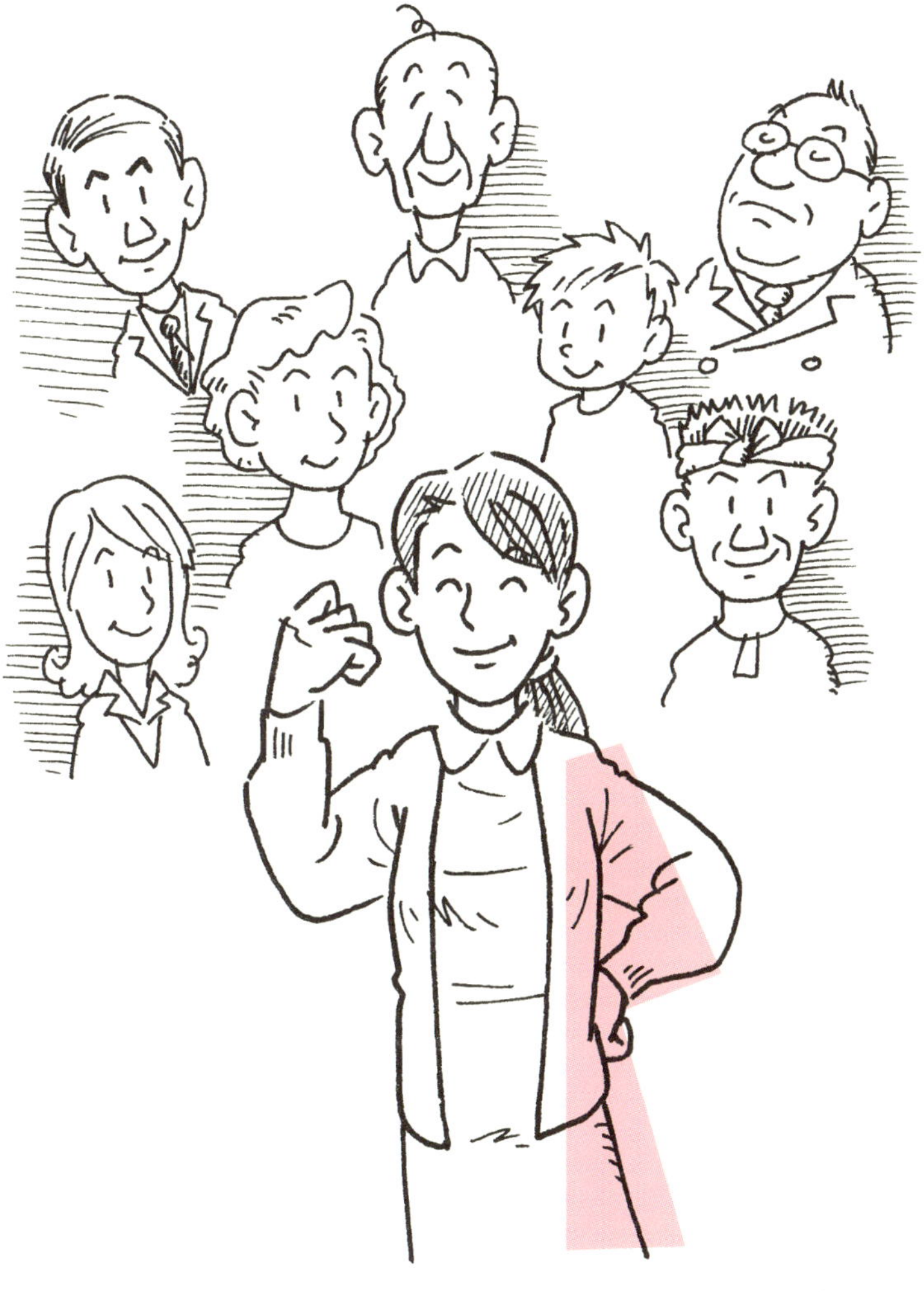

あなたの周囲には老若男女、いろいろな層のいろいろな人がいます
知識も話題もいろいろ必要です

48 自己管理・健康管理のポイント

①医療人は〝健康達人〟

患者さんが「歯が痛くて歯科医院に行ったら、歯は治ったけど風邪を移されました」では、笑い話にもなりません。患者さんよりも健康・元気でいることが、歯科医院のスタッフには求められます。あなたの元気が患者さんを元気にさせるのです。

②明日の予定を常に意識する

学生時代と違って、社会人は簡単に休めません。あなたの代わりをする人がいないからです。休んでも影響がないとしたら、逆に悲しいことです。翌日の仕事のことなどを常に考え、自己コントロールしてください。

③ストレスを発散する

歯科医院は、困り事を抱えた患者さんであふれています。みんなあなたの元気をもらいにきます。そのため、ストレスを抱えることもあるでしょう。そんな時は、上手にストレスの発散をしてください。自分の身体が休まるような、自分の心が喜ぶようなことをしてあげてください。そして、また明日元気で仕事をしましょう。

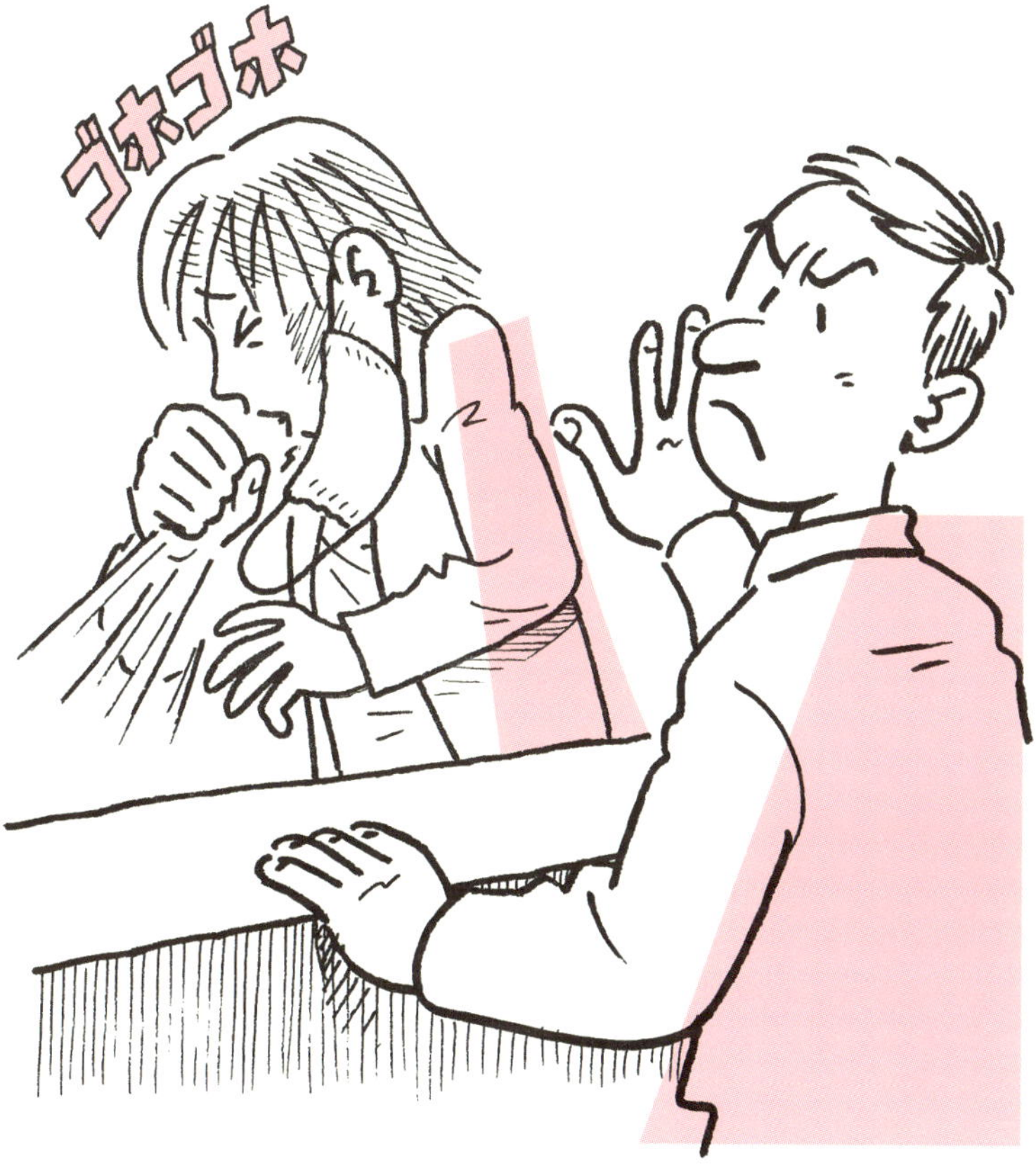

「ゴホゴホ」と咳をしながらでは患者さんも嫌なもの。
健康達人を心がけるべし！

49 それぞれの道のプロになろう

①これなら誰にも負けない

歯科衛生士であれ、受付事務であれ、自分の仕事に関しては誰にも負けない知識とスキルをもつこと。院内で「その問題なら、○○さんに聞けばわかる」といわれる存在になることです。

②行かなければ戻れない

「私はもう少し勉強してから……」「まだ自信がない」などと、いつも新しいことに尻込みしていると、いつまで経ってもできないままです。一歩踏み出さなければ、何も始まりません。そのためには目標をもつこと。毎年「今年の達成目標」を書き出し、自分のロッカーに貼っておくとか、みんなに公表すると、実現性はより高くなります。

③自分を磨く機会を逃さない

医院からの指示であれ、自分の意志であれ、学ぶ機会は逃さない気構えが大事。研修会などへは積極的に参加して、知識・スキルを吸収すること。知識が増え、スキルが高まると、だんだん学ぶことが楽しくなってくるものです。

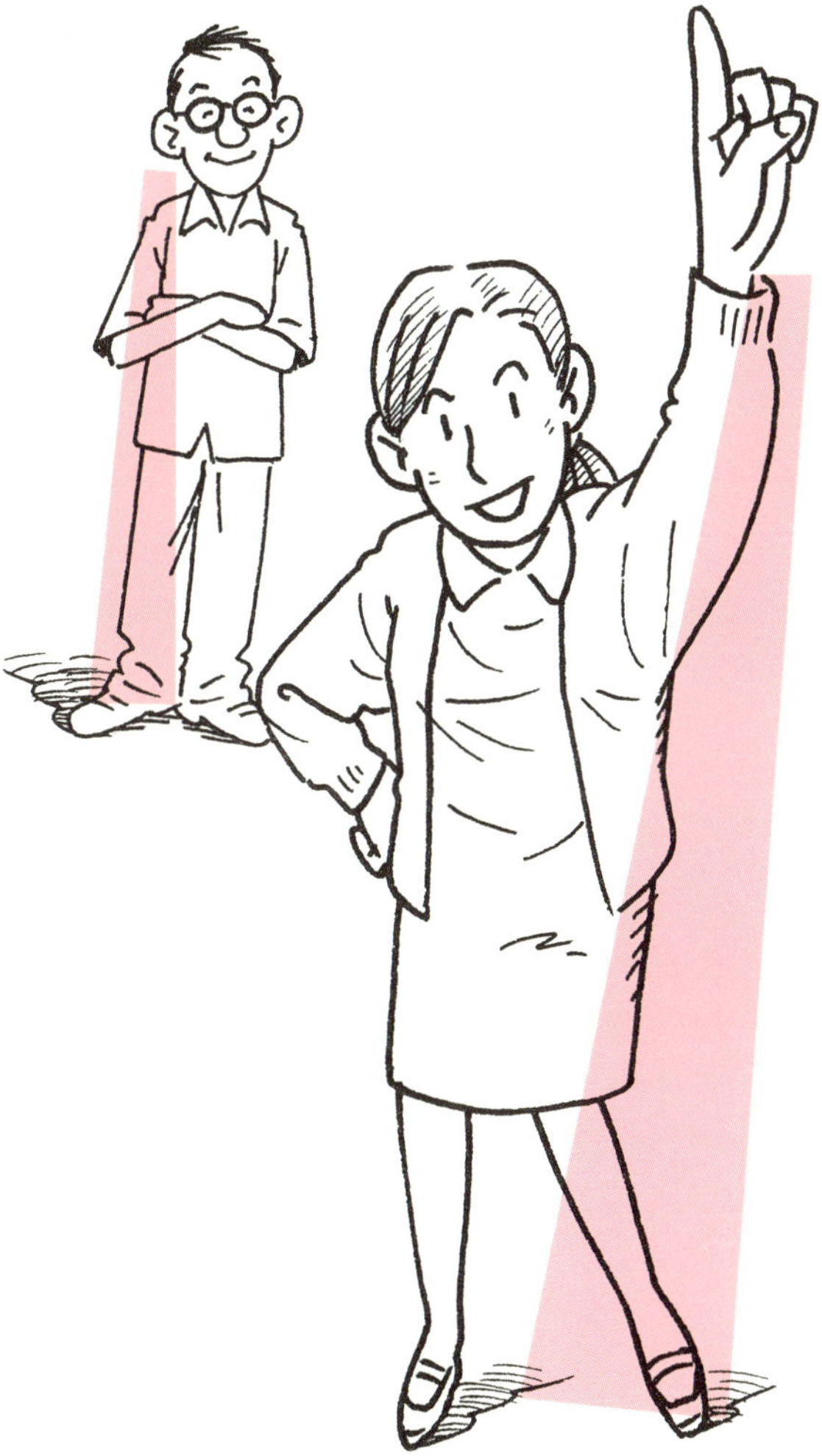

何でもいいからイチバンになろう！

50 余暇の使い方次第で人生が豊かになる

①仕事と休日と自己投資

あなたは、歯科医院に勤務するために人生を生きているのではありません。仕事を通じて人間としての魅力を高めること、収入を得ることが目的です。そして、その得たもので自分の夢への投資をしてください。それには、休日の過ごし方が大事です。

②歯科医院での仕事の広がり

歯科医院は、日本全国どこにでもあります。したがって、あなたが身につけたスキル、人間性で、どこでも活躍できる可能性があるのです。歯科医療は、人が存在する限りなくなりません。あなたが望めば海外で働くことも可能なのです。夢は大きく、そこに向かって努力しましょう。

③人に関わる、人に喜んでもらえる

医療の対象は、世界中どこでも「人」です。医療を通じてより多くの人に関わり、困り事をチームで解決してあげることで、人に喜んでもらえる素晴らしい仕事です。あなたの人への思いやりや技術が、人を幸せにするのです。ぜひ頑張ってください。

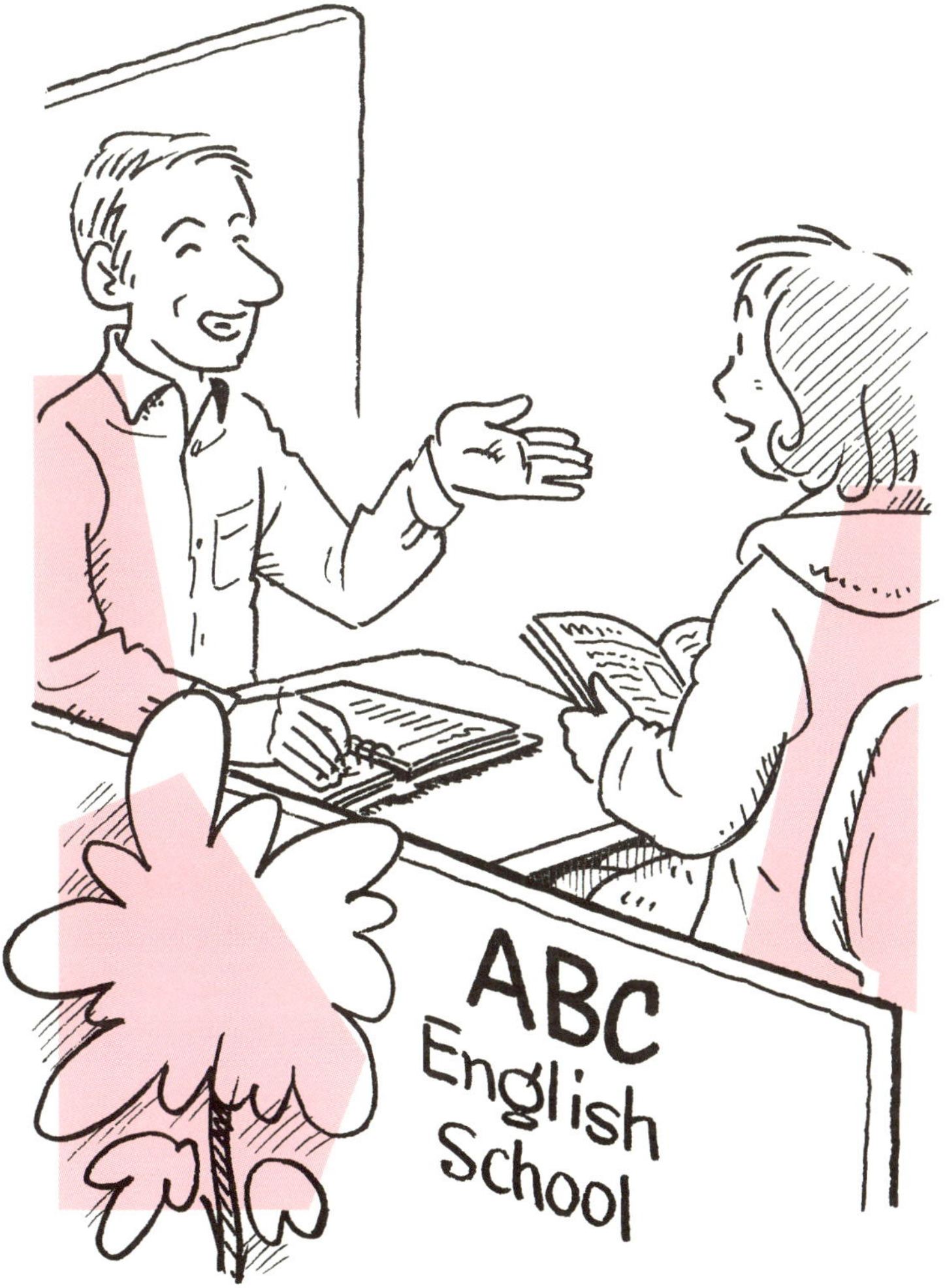

休日には自己投資を！世界は広い！
医療人は地球人！

MEMO

〔編著者のプロフィール〕
康本　征史（やすもと　まさふみ）／1991年東北大学歯学部卒業。1994年千葉県柏市に康本歯科クリニックを開業。2000年予防歯科センター柏をオープンし、定期健診型予防歯科を目指して現在に至る。Dental Associate代表も努める。

康本歯科クリニック
TEL：04-7134-4188／e-mail：info@haisha.co.jp

山岸　弘子（やまぎし　ひろこ）／ＮＨＫ学園専任講師。(有)ファイナンシャルプラスで「患者さん対応ブラッシュアップ倶楽部」を主宰。ＮＨＫ学園で「美しい日本語」「話し上手は敬語から」を担当。現在、ＮＨＫ学園で指導にあたるほか、医師研修・民生委員研修・歯科医院研修・教員研修など、各方面で話し方・敬語指導を行っている。著書は『患者さんの心と信頼をつかむコトバづかいと話し方』他、多数。

(有)ファイナンシャルプラス
TEL：03-3275-8148／e-mail：yamagishi@e-8148.com

〔歯科医院経営実践マニュアル〕
イラストで見る スタッフのワーキングマニュアル

2007年3月10日　第1版第1刷発行
2011年7月10日　第1版第3刷発行

編著者　康本《やすもと》　征史《まさふみ》／山岸《やまぎし》　弘子《ひろこ》

発行人　佐々木一高

発行所　クインテッセンス出版株式会社
東京都文京区本郷3丁目2番6号　〒113-0033
クイントハウスビル　電話（03）5842-2270（代表）
（03）5842-2272（営業部）
（03）5842-2280（編集部）
web page address　http://www.quint-j.co.jp/

印刷・製本　サン美術印刷株式会社

ISBN978-4-87417-948-2　C3047

定価はカバーに表示してあります